口腔修复学
实验教程

总主编 叶　玲

主　编 袁　泉

副主编 甘雪琦

编　者（以姓氏音序为序）

蔡潇潇	四川大学华西口腔医学院	伍颖颖	四川大学华西口腔医学院
陈俊宇	四川大学华西口腔医学院	向　琳	四川大学华西口腔医学院
陈文川	四川大学华西口腔医学院	谢　璐	四川大学华西口腔医学院
董　博	四川大学华西口腔医学院	熊　毅	四川大学华西口腔医学院
甘雪琦	四川大学华西口腔医学院	胥一尘	四川大学华西口腔医学院
高姗姗	四川大学华西口腔医学院	杨　扬	四川大学华西口腔医学院
李　磊	四川大学华西口腔医学院	杨兴强	四川大学华西口腔医学院
李丹雪	四川大学华西口腔医学院	于海洋	四川大学华西口腔医学院
罗　锋	四川大学华西口腔医学院	袁　泉	四川大学华西口腔医学院
满　毅	四川大学华西口腔医学院	岳　莉	四川大学华西口腔医学院
裴锡波	四川大学华西口腔医学院	岳　源	四川大学华西口腔医学院
任　薇	四川大学华西口腔医学院	张　亮	四川大学华西口腔医学院
沈颉飞	四川大学华西口腔医学院	张士文	四川大学华西口腔医学院
万乾炳	四川大学华西口腔医学院	朱　舟	四川大学华西口腔医学院
王　剑	四川大学华西口腔医学院		

人民卫生出版社
·北京·

图书在版编目(CIP)数据

口腔修复学实验教程 / 袁泉主编 . —北京:人民
卫生出版社,2023.10
ISBN 978-7-117-35424-0

Ⅰ. ①口… Ⅱ. ①袁… Ⅲ. ①口腔科学–矫形外科学
–实验–医学院校–教材 Ⅳ. ①R783-33

中国国家版本馆 CIP 数据核字(2023)第 191225 号

人卫智网	**www.ipmph.com**	医学教育、学术、考试、健康,
		购书智慧智能综合服务平台
人卫官网	**www.pmph.com**	人卫官方资讯发布平台

口腔修复学实验教程
Kouqiang Xiufuxue Shiyan Jiaocheng

主　　编: 袁　泉
出版发行: 人民卫生出版社(中继线 010-59780011)
地　　址: 北京市朝阳区潘家园南里 19 号
邮　　编: 100021
E - mail: pmph @ pmph.com
购书热线: 010-59787592　010-59787584　010-65264830
印　　刷: 鸿博睿特(天津)印刷科技有限公司
经　　销: 新华书店
开　　本: 787×1092　1/16　　**印张:** 8.5
字　　数: 148 千字
版　　次: 2023 年 10 月第 1 版
印　　次: 2023 年 11 月第 1 次印刷
标准书号: ISBN 978-7-117-35424-0
定　　价: 88.00 元

打击盗版举报电话: 010-59787491　E-mail: WQ @ pmph.com
质量问题联系电话: 010-59787234　E-mail: zhiliang @ pmph.com
数字融合服务电话: 4001118166　E-mail: zengzhi @ pmph.com

前　言

口腔修复学是研究应用符合生理的方法,修复口腔及颌面部各种缺损的一门学科,同时又是一门实践性很强的修复工艺学科。本实验教程把修复理论与工艺制作有机结合作为目标,融合了口腔医学、材料学、口腔医学美学等相关知识,系统地介绍了牙体缺损、牙列缺损及牙列缺失后常见修复体的制作理论、方法和技能。同时,结合口腔修复学进展,介绍了一些新技术和新工艺。通过学习和实践操作,学生能够掌握各类修复体的制作方法和要点。根据大纲要求,本教程涵盖二十二个实验内容,共88学时。

四川大学华西口腔医学院　口腔修复学教研室
2023 年 8 月

目　录

实验一　印模制取

【目的和要求】

1. 掌握藻酸盐印模的制取和模型灌注。
2. 了解印模材料的分类、印模种类。

【实验内容】

1. 托盘的选择。
2. 印模材料的选择。
3. 印模种类。
4. 制取印模。
5. 模型灌注。

【实验用品】

口腔一次性检查盘(口镜、镊子、探针)、托盘、藻酸盐印模材料、水、调拌刀、调拌碗、石膏、玻璃板、无菌手套、一次性医用口罩、一次性医用帽子等。

【方法和步骤】

1. 托盘的选择

(1) 托盘种类:取模前应按患者牙弓大小、形状,缺牙区牙槽骨高低和印模材料的不同选择相应的托盘。牙列缺损取模的成品托盘底为一平面,边缘伸展较长较深;牙列缺失取模的成品托盘底为椭圆形,边缘伸展较短。根据材料可将托盘分为塑料托盘、铝托盘和不锈钢托盘等(图 1-1)。

(2) 选择托盘的要求:成品托盘选择时尽量与牙弓协调一致,托盘略大于牙弓,其内面与牙弓内外侧约有 3~4mm 间隙以容纳印模材料,托盘翼缘不宜超过黏膜皱襞,一般止于距黏膜皱襞 2mm 处,不能妨碍唇、颊、舌及口底软组织的功

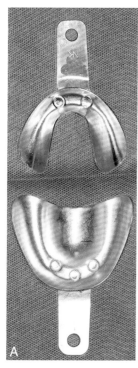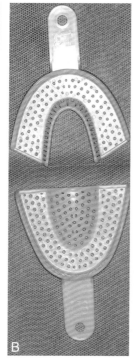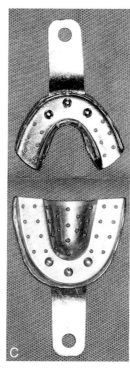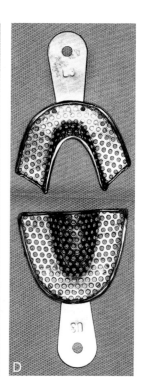

图 1-1　托盘分类

A. 无牙颌托盘　B. 塑料托盘　C. 铝托盘　D. 不锈钢托盘

能活动,系带对应部位应有相应切迹以进行避让。上颌托盘后缘应盖过上颌结节和颤动线,下颌托盘后缘应盖过最后一颗磨牙或磨牙后垫。若成品托盘某部分与口腔情况不合适,可用技工钳进行调改,或用蜡、印模膏增加托盘的边缘长度及高度。若无合适的成品托盘,需为患者制作个别托盘。

个别牙缺失患者,缺隙前后余留牙的殆关系正常且义齿设计仅局限于缺牙侧牙弓,则可选用只盖过缺隙邻近几颗牙的部分印模托盘即可。

双侧后牙游离缺失患者,缺隙区的牙槽嵴吸收较多,或前牙向切方伸长过多时,应选择前牙区底平而深,后牙区底浅而呈椭圆形的托盘。

目前临床上使用的主要是成品有孔方底托盘,或边缘有倒凹的托盘。如使用平底无孔托盘,应在其边缘加蜡或贴一条胶布,形成倒凹,以增强印模与托盘的固位,或喷涂一层印模粘接剂以防止脱模。

2. 印模材料的选择　用于可摘局部义齿取模的印模材料有硅橡胶印模材料、藻酸盐印模材料等。本实验采用临床最常用的藻酸盐印模材料,其操作简便,富有弹性,但缺点是印模形态稳定性和准确性只能维持较短时间。因此,印模在口中取出后,应及时灌注模型。如要将印模存放一小段时间,可将印模包在湿毛巾中或塑料袋中。

硅橡胶印模材料制取的印模清晰精确,尺寸稳定性高,永久变形率小,是可摘局部义齿制作中理想的印模材料。但是由于该材料成本高,目前临床上多在精密铸造和高档义齿修复时使用。

3. 印模种类

(1)解剖式印模:是在承托义齿的软硬组织处于非功能状态下取得的印模,为无压力印模,通常用流动性较好的印模材料制取。可准确印迹牙和牙槽嵴的解剖形态,据此制作的义齿对牙和所接触的其他组织均不产生压力,对牙支持式和黏膜支持式义齿均可采用此种印模。

(2)功能性印模:是在一定压力状态下取得的印模,也称选择性压力印模。适用于基牙和黏膜混合支持式义齿,特别是肯氏一、二类义齿修复。

4. 取模方法

(1)调整体位:调整患者体位,使患者处于放松舒适的位置。取上颌印模时,其上颌与医师的肘部相平或稍高,张口时上颌牙弓的𬌗平面约与地面平行,特别注意应避免印模材料向后流动刺激软腭引起患者恶心。取下颌印模时,患者的下颌与医师上臂中份大致相平,张口时下颌牙弓的𬌗平面与地面平行。

(2)制取上颌解剖式印模:将调好的印模材料放入托盘。取上颌印模时,医师位于患者右后方,左手持口镜牵拉患者左侧口角,右手持托盘较快地从右侧口角斜向旋转放入口内(可先在有倒凹和较高的颊间隙区、上颌结节区、高穹隆的硬腭、下颌舌间隙区用手指迅速放置适量的印模材料),使托盘后部先就位,前部后就位,托盘柄对准面部中线。对双侧后颊、前颊和唇区进行肌功能修整。保持托盘静置数分钟后取出托盘(图 1-2)。

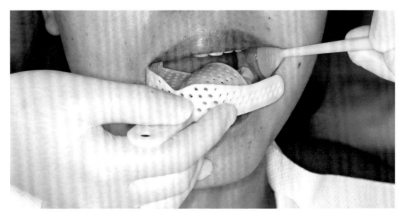

图 1-2 上颌印模制取

（3）制取下颌解剖式印模：医师位于患者右前方，左手持口镜牵拉患者右侧口角，右手持托盘从左侧口角旋入口内，完成肌功能修整，勿过分抬高舌尖甚至伸出口外（图1-3）。

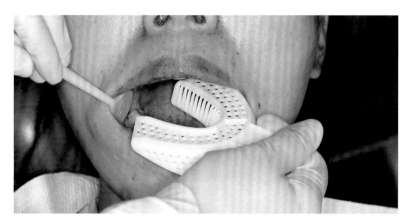

图1-3　下颌印模制取

（4）印模检查：印模从口内取出后，应进行的检查包括：印模材料与托盘有无分离；表面是否光滑，有无分层；牙表面有无印模材料残留；印模边缘是否伸展足够；主要区域有无气泡或撕裂等（图1-4）。

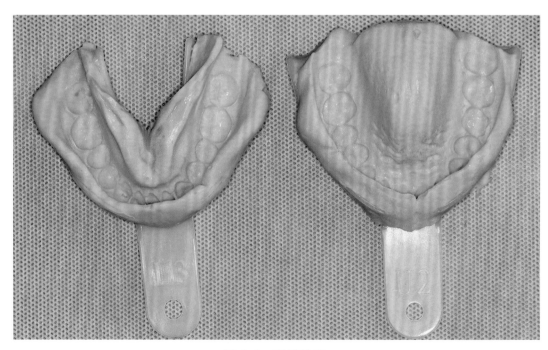

图1-4　印模检查

5. 灌注模型

（1）流水冲去唾液、渗血，将水分吸干。按60mL∶100g水粉比将石膏调拌均匀。

（2）调拌刀将少量石膏加入印模一侧远端，手持托盘放在模型振荡器上让石膏沿牙弓逐渐流入每个牙冠部位，使气泡逸出。

（3）添加石膏，灌满整个印模，直至所需厚度。

（4）添加底座，模型基底厚度在16mm以上，完全凝固后即可脱模（图1-5）。

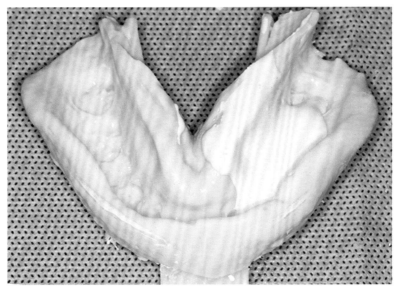

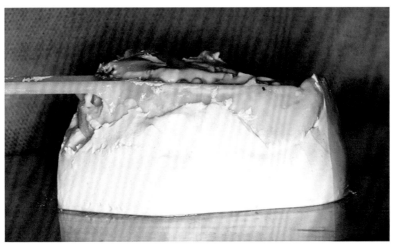

图1-5 模型灌注

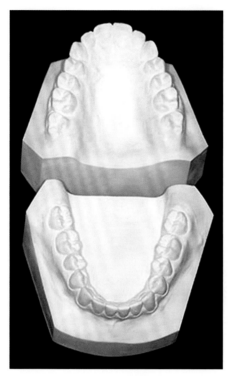

图 1-6　模型修整

（5）石膏修整机修整模型周边和后缘多余石膏,其形状是上颌模型的前份为尖形,下颌呈弧形。用雕刻刀小心去除石膏牙各面上的石膏小瘤,消毒后备用(图 1-6)。

【操作要点】

1. 制取上颌印模的常见问题和注意事项

（1）腭穹隆印模不全:多发生在腭穹隆高的患者。解决方法有两种:①将印模膏烫软,加附在托盘中份形成腭穹隆,并保证与腭黏膜有6mm间隙;②将印模材料装入托盘后,医师用示指将印模材料先放在腭穹隆部位。

（2）上颌前弓区印模伸展不足:多由医师左右手配合不默契所致。当右手持托盘旋入口内后,医师左手应立即从患者左侧口角移至上唇,向外牵拉上唇。

（3）上颌结节颊侧边缘伸展不足:多见于上颌结节大,颊间隙较深时。可先用烫软的印模膏加高托盘边缘,在口内进行修整,反复数次,直至有合适的边缘伸展。当托盘进入口内半就位时,嘱患者减小张口度后再使托盘完全就位。

（4）控制恶心呕吐:上颌印模常见。解决方法:①取模前充分与患者沟通,教患者配合医师操作。在托盘就位过程中,嘱患者低头、上身前倾,保持均匀鼻吸气、口呼气。②印模材料量应适中。③使用快速凝固的藻酸盐印模材料,或用温水调拌印模材料,缩短制取印模时间。

（5）控制唾液分泌:取模前用使腺体收缩的漱口液或用温纱布在后腭部加压,排空腭部腺体液体,或用冰水漱口。

2. 制取下颌印模的要点

（1）教会患者抬舌:教会患者抬舌,可先将空托盘放入口内练习。当盛有藻酸盐印模材料的托盘进入患者口内后,嘱其舌后卷或用舌尖舔上腭后份,就位后嘱患者将舌尖前伸至唇部保持不动。

（2）下颌前牙弓区印模伸展不足:参见上颌前牙弓区印模伸展不足的处理方法。

（3）舌侧翼缘区印模伸展不足：常见于下颌牙游离缺失，尤其是牙槽嵴严重萎缩吸收时。解决办法是将个别托盘伸展到磨牙后垫区，舌侧缘向后延伸。

（4）缓冲下颌舌骨嵴及舌隆突区：此区是下颌义齿疼痛的常见部位。在制作个别托盘时，应将这些部位的印模膏去除一小部分，即进行缓冲处理。

3. 灌注模型的要点

（1）模型表面的硬度对制作可摘局部义齿至关重要，应严格按照比例混合，才能使模型达到最大硬度。调拌时沿橡皮碗壁摩擦混合约1分钟，将橡皮碗在操作台上振动排气。若有条件建议使用真空搅拌器搅拌，时间只需15~20秒。

（2）灌模时，先将已调拌好的石膏置少量于印模高点处，握印模托盘的手轻轻振动，使石膏顺印模表面向低处流动，之后在原处不断加石膏，直至流入印模的各个部位，继续加石膏直至灌满整个印模。有条件者，可采用振荡器灌注石膏模型。

（3）印模灌注后，应放在潮湿环境，避免水分过度蒸发。模型放置30分钟后，达初步硬化，可从印模中分离出来，并去除不需要的菲边。

（4）模型修整：模型修整前，需浸泡在干净的泥浆水中，彻底浸湿，防止人造石的残屑粘接在模型表面，难以去除。

（熊 毅 满 毅）

实验二　石膏模型的灌模

【目的和要求】

1. 了解模型材料的性能。
2. 熟悉模型灌注的步骤。
3. 掌握模型灌注的方法。

【实验内容】

1. 印模的准备。
2. 设备及器械的正确使用。
3. 模型的灌注。
4. 模型的脱模及修整。

【实验用品】

石膏配比机、真空搅拌机、模型修整机、振荡器、橡皮碗、石膏调拌刀、石膏、真空成型膜等。

【方法和步骤】

1. 印模的准备

（1）印模与托盘无分离现象,如出现脱模分离,应重新制取印模。

（2）印模的解剖标志清晰,表面光滑无气泡,边缘完整而圆钝。

（3）检查印模的伸展范围是否符合制作的要求。

2. **设备及器械的正确使用**　石膏模型灌注和修整所需的设备包括石膏配比机、真空搅拌机、模型修整机、振荡器;所需器械主要包括橡皮碗、石膏调拌刀等。

（1）石膏打磨机的用途:修整模型边缘多余的石膏。

（2）石膏配比机的用途：按照模型材料的要求设置水粉比。

（3）真空搅拌机的用途：在真空状态下调拌石膏与水，防止气泡形成，取得最佳的调拌效果。

（4）振荡器的用途：通过调节旋钮可以调节振荡的大小，排出石膏灌注过程中的气泡。

（5）橡皮碗和石膏调拌刀的用途：用于石膏模型材料的调拌。

3. 模型的灌注　以一般灌注法为例介绍模型灌注。

（1）石膏调拌：在石膏配比机中取适量的水和石膏，普通石膏为 45~50mL 水加 100g 粉；硬质石膏为 25~35mL 水加 100g 粉；超硬石膏为 20~25mL 水加 100g 粉，用石膏调拌刀将水粉初步搅拌 10~15 秒后放入真空搅拌机中调拌 30~45 秒，待石膏调拌均匀后准备灌模（图 2-1 ）。

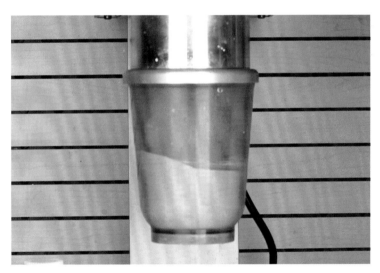

图 2-1　石膏调拌

（2）模型灌注：左手持印模柄，将印模托盘轻轻置于振荡器上，右手用石膏调拌刀取少量石膏放在上颌印模的腭顶或下颌舌侧最高处（图 2-2 ），让石膏缓缓流到印模最低处，逐步添加石膏直到灌满整个印模（图 2-3 ）。

（3）形成底座：模型应有适当的厚度，牙列颈缘到底部的厚度在 10mm 以上，可在石膏上放一层真空成型膜，以便形成平坦的基底（图 2-4 ）。

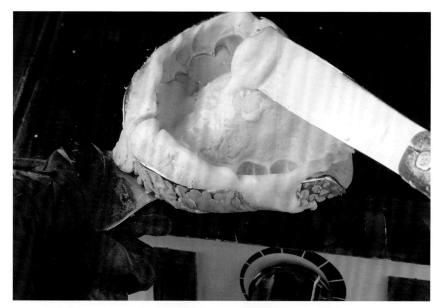

图 2-2　灌注模型

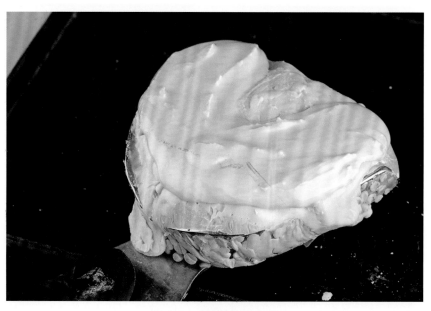

图 2-3　模型灌注完成

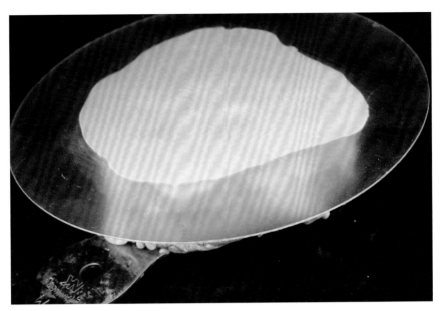

图 2-4　形成模型基底

4. 模型的脱模及修整

（1）弹性印模的脱模：不同的模型材料凝固时间不同。各类型的模型材料灌注后必须静置至少 30 分钟，模型灌注后 1~2 小时内脱模是比较适宜的。待石膏固化后，用石膏刀沿四周均匀地分离印模托盘，如托盘周围有多余石膏，应先将多余石膏去除，然后顺着牙长轴的方向轻轻用力将模型从印模中取出（图 2-5）。

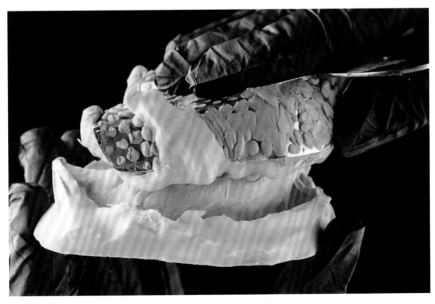

图 2-5　模型脱膜

（2）模型修整：根据模型的不同用途进行修整。用雕刀修去牙冠表面的小瘤子，与对颌保持正常的咬合关系。固定义齿需要将模型底部磨平，唇颊侧呈弧形，舌侧修整后呈马蹄形。活动义齿模型的底面形成与𬌗平面平行的底座，最薄处的厚度不少于 10mm；模型的侧面应与底面垂直，模型边缘有一定宽度，保留黏膜转折处的形态；上颌模型后缘到翼上颌切迹的后方，下颌位于磨牙后垫的后方（图 2-6）。

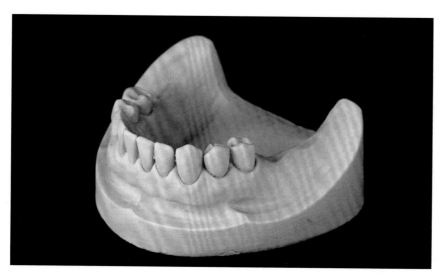

图 2-6　模型修整后

【注意事项】

1. 灌注模型前对印模进行消毒。

2. 严格按模型材料的产品说明进行调拌，调拌中途不能加水。

3. 灌注模型时材料应少量多次加入，以减少气泡的产生。

4. 如为手工调拌，应先水后粉，调拌沿着同一个方向匀速进行，调拌时间为 40~60 秒。

5. 为防止孤立牙折断，灌注时可在印模中该牙的部位插入竹签或钢丝来增加其强度。

6. 注意器械的清洁，防止蜡、杂物等污染模型。

（任　薇）

实验三 各类可摘局部义齿的设计和绘制

【目的和要求】

1. 掌握常见卡环、固位体、连接体的绘制方法。
2. 了解各类可摘局部义齿的设计绘制。

【实验内容】

1. 常见固位体、卡环、连接体的绘制。
2. 完成四类可摘局部义齿的设计及绘制。

【方法和步骤】

1. 常见固位体、卡环、连接体的绘制

（1）绘制𬌗支托：根据预备的𬌗支托窝或者牙列中存在的自然间隙，在设计单上将对应基牙的相应部位涂黑，画出轮廓（图3-1）。

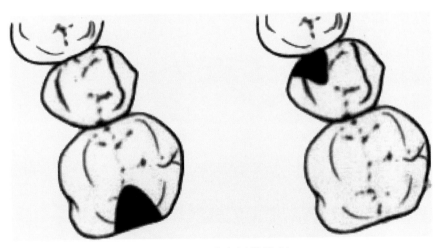

图 3-1 𬌗支托的绘制

（2）绘制三臂卡环：沿着基牙图形的颊、舌侧外形线画出卡环轮廓,注意表现出卡环尖端游离特征,需明确卡环与𬌗支托的连接部位(图 3-2)。

（3）绘制 RPI 卡环组：在对应基牙图形上画出近中𬌗支托、远中邻面板,以及颊面杆状卡环的轮廓(图 3-3)。

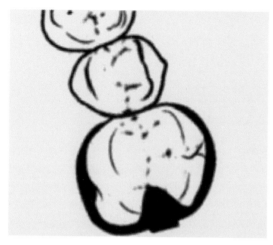 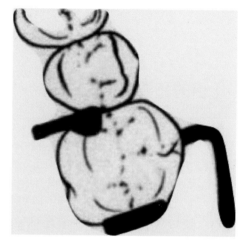

图 3-2　三臂卡环的绘制　　　　　　　图 3-3　RPI 卡环组的绘制

（4）绘制上颌腭板大连接体：画出大连接体的外形轮廓,用斜线覆盖连接体部分或者涂黑(图 3-4)。

（5）绘制上颌 U 形腭带大连接体：画出 U 形大连接体的外形轮廓,用斜线覆盖连接体部分或者涂黑(图 3-5)。

（6）绘制下颌舌板连接体：画出舌板外形轮廓,注意对应基牙数目,用斜线覆盖连接体部分或者涂黑(图 3-6)。

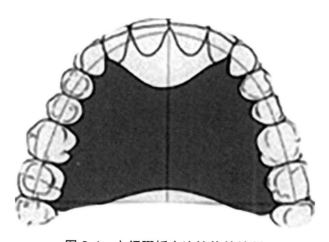

图 3-4　上颌腭板大连接体的绘制

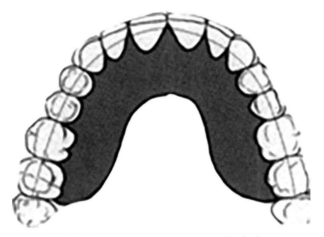

图 3-5　上颌 U 形腭带大连接体的绘制

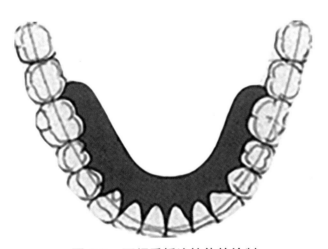

图 3-6　下颌舌板连接体的绘制

（7）绘制下颌舌杆连接体:画出舌杆的外形轮廓,用斜线覆盖连接体部分或者涂黑(图 3-7)。

2. 四类可摘局部义齿的设计与绘制

（1）Kennedy 一类局部义齿支架设计:双侧游离缺失(图 3-8,图 3-9)。

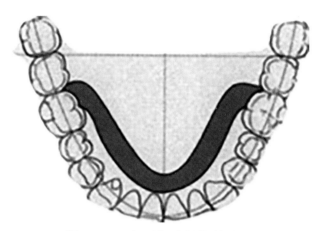

图 3-7 下颌舌杆连接体的绘制

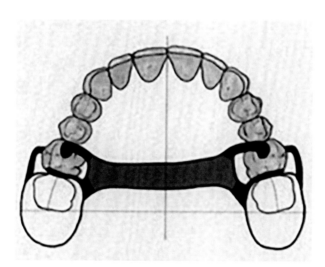

图 3-8 Kennedy 一类局部义齿支架的设计与绘制(上颌)

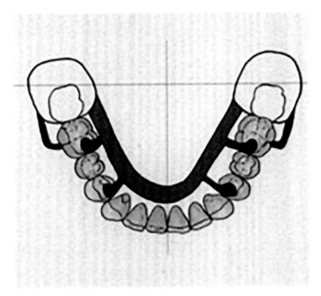

图 3-9　Kennedy 一类局部义齿支架的设计与绘制（下颌）

（2）Kennedy 二类局部义齿支架设计（图 3-10，图 3-11）。

（3）Kennedy 三类局部义齿支架设计（图 3-12，图 3-13）。

（4）Kennedy 四类局部义齿支架设计（图 3-14，图 3-15）。

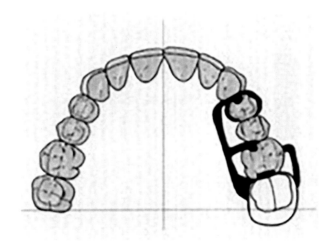

图 3-10　Kennedy 二类局部义齿支架的设计与绘制（上颌）

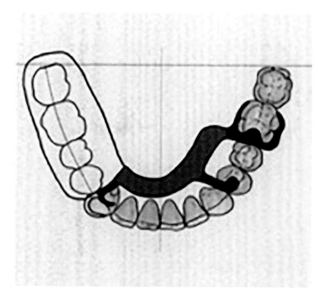

图 3-11　Kennedy 二类局部义齿支架的设计与绘制（下颌）

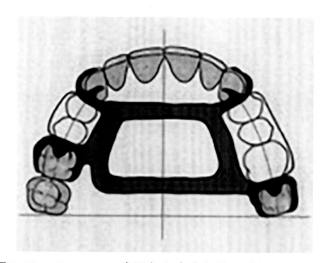

图 3-12　Kennedy 三类局部义齿支架的设计与绘制（上颌）

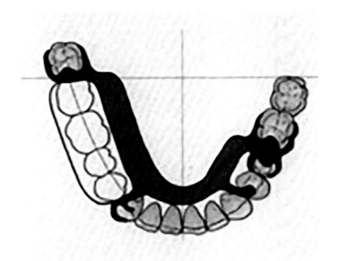

图 3-13　Kennedy 三类局部义齿支架的设计与绘制（下颌）

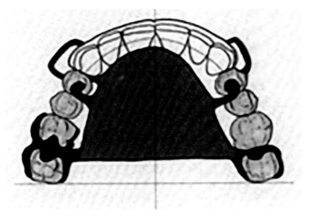

图 3-14　Kennedy 四类局部义齿支架的设计与绘制（上颌）

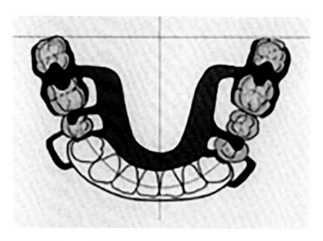

图 3-15　Kennedy 四类局部义齿支架的设计与绘制（下颌）

（李丹雪　于海洋）

实验四　可摘局部义齿的制作：16 可摘局部义齿支架的弯制与焊接

【目的和要求】

1. 熟悉观测仪的使用方法。
2. 熟悉绘制观测线的方法。
3. 熟悉可摘局部义齿支架的焊接方法和步骤。
4. 初步掌握锻丝卡环的制作方法。
5. 掌握卡环的弯制工具及使用方法。

【实验内容】

1. 绘制模型观测线。
2. 填倒凹。
3. 弯制𬌗支托。
4. 弯制卡环。
5. 焊接支架。

【实验用品】

工作模型、模型观测仪、铅笔、小毛笔、有色石膏、切断钳、日月钳、长鼻钳、18# 不锈钢丝压制的铁片、20# 不锈钢丝、技工打磨机、砂石、砂纸卷、蜡、酒精灯、火柴、蜡刀、蜡刀架、电烙铁、锡焊、磷酸焊媒等。

【方法和步骤】

1. 绘制模型观测线

（1）将工作模型固定在模型观测器的观测台上，模型不倾斜，使牙弓的𬌗平面与观测台底座平行,画出基牙的观测线。此时的观测线即为牙体的解剖外形高点线(图 4-1)。

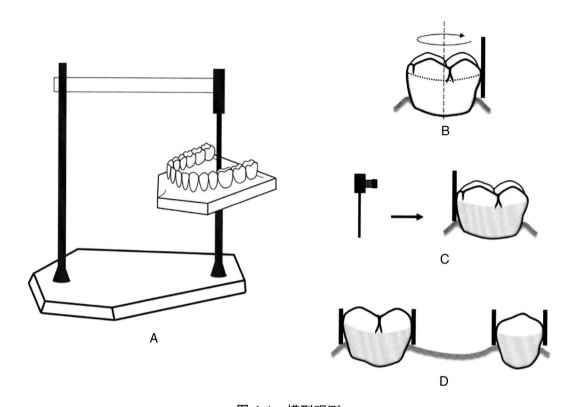

图 4-1　模型观测

A. 模型观测仪　B. 绘制观测线　C. 观测倒凹　D. 基牙倒凹与观测杆

（2）如果就位道方向为不垂直𬌗平面就位,则倾斜模型,画出第二条观测线。两条观测线共同的倒凹则是有效的固位倒凹,卡环的弹性部分应置于此区域以获得固位。

（3）本实验的工作模型采用垂直就位,在基牙上设计Ⅰ型卡环,卡环固位端进入倒凹的深度为 0.75mm。

2. 填倒凹

（1）填倒凹的范围包括:①妨碍义齿就位的软、硬组织倒凹;②义齿涉及余留牙上的楔状缺损;③义齿范围内的模型气泡和未愈拔牙创的凹陷。注意:基牙颊侧的倒凹不填。

（2）将模型局部浸湿,调拌有色石膏,填倒凹。

（3）用削蜡器去除多余的填凹石膏。

3. 弯制𬌗支托

（1）𬌗支托的设计：①角度：与基牙长轴垂线所呈角度，磨牙为20°，前磨牙为10°；②宽度：1.5mm（或者磨牙颊舌径的1/3，前磨牙颊舌径的1/2）；③长度：2mm（或者磨牙近远中径的1/4，前磨牙近远中径的1/3）；④深度：扁钢丝厚度。按照𬌗支托的要求，在模型上15的远中和17的近中制备支托凹。

（2）将18#不锈钢丝压制的铁片（宽度约1.5mm）弯制成𬌗支托，方法和步骤如下：①目测缺隙大小，用日月钳将钢片弯成与缺隙相适应的弧形；②放在模型上比试，离开牙槽嵴顶约0.5~1.0mm（图4-2A）；③用铅笔在扁钢丝上位于边缘嵴处做记号，以日月钳圆喙的最突点放在铅笔记号上，将钢丝向下弯曲形成𬌗支托；④再放到模型上比试、调整，使𬌗支托与支托凹贴合；⑤切除多余的钢丝，将两个𬌗支托打磨成与支托凹相协调的形状和大小（图4-2B）。

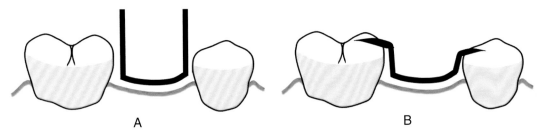

图 4-2　𬌗支托的弯制
A. 弯制𬌗支托连接体　B. 弯制𬌗支托

（3）用少量蜡将𬌗支托暂时固定在模型上，一般在基牙邻面处固定，不能在𬌗面及缺隙的中间部位，以免影响咬合和焊接。

4. 弯制卡环

（1）画卡环线。根据卡环的设计及观测线的位置，用铅笔将基牙卡环的准确位置画在工作模型上。要求颊侧卡环臂尖端进入远缺隙侧邻面外展隙的倒凹区；舌侧卡环臂位于观测线𬌗方的非倒凹区内。

（2）弯制卡环的顺序一般为颊侧固位臂→连接体→舌侧对抗臂。具体步骤（图4-3）：①取一段长度适中20#不锈钢丝（钢丝长度等于颊舌侧卡环臂加连接体长度的总和），将钢丝的起始端先打磨圆钝；②比照17，右手持钳子，左手扶钢丝弯一弧形，弧形大小应与卡环在模型基牙上放置的弧度大小一致，形成卡环臂，卡环臂与轴面呈线接触并与颈缘外形相协调；③用铅笔在远中邻面轴角外形高点线处做一记号，将钳子放置在记号下端1mm处，将钢丝向下弯制，形成卡环肩，卡环肩不能进入倒凹区；④在卡环肩处斜向远中舌侧向下弯，形成卡环连接体，使之与𬌗支托的连接体在缺隙中央相接触；⑤连接体向𬌗方弯起，在近舌轴角外形高点线处略下处打弯，形成 17 的舌侧对抗臂的卡环肩，对抗臂肩部比固位臂肩部稍平；⑥顺导线外形弯制舌侧对抗臂，与基牙舌侧成线接触，末端进入舌侧远中外展隙，完成整个卡环的弯制；⑦剪断多余的钢丝，将钢丝的末端打磨圆钝；⑧用相同方法完成 15 的卡环弯制；⑨用蜡将 15 的卡环、17 的卡环和𬌗支托连接在一起。

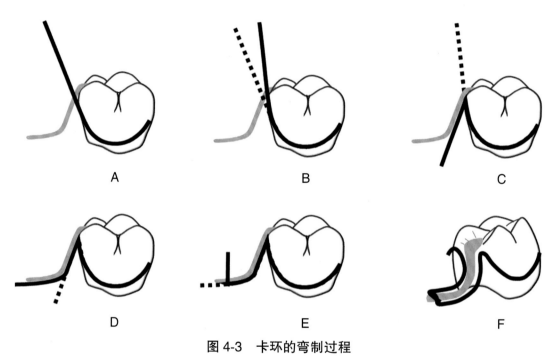

图 4-3　卡环的弯制过程
A. 弯制卡环尖　B. 标记卡环肩　C. 弯制卡环肩　D~F. 形成卡环连接体

5. 焊接支架　在𬌗支托、卡环相互接触的小连接体处涂少量焊媒，然后用烧热的电烙铁将焊锡熔化，焊接在连接点，使 15 的卡环、17 的卡环和𬌗支托连接在一起。

【操作要点】

1. 要能够准确估计卡环各部位的大小形态、长短距离和走行方向。

2. 转弯是卡环弯制的要点和难点，转弯位置的准确性取决于标记的准确性。

3. 钳子夹的位置离开钢丝上的标记点约 1mm，这样转弯就恰到好处。

4. 一手使用长鼻钳夹紧钢丝起固定作用，另一手施以推、拉、压等力量，使钢丝成形，形成适当的弯曲。

5. 操作要有支点，动作要轻巧，以免损伤模型，要多次在模型上试合，逐步进行。

6. 弯制时要时刻注意咬合，尤其是𬌗支托和卡环体的位置不要过高。

7. 将支架在模型上用蜡固定位置时应远离焊点，防止蜡融化后渗入焊接处影响焊接强度。

8. 以磷酸锌水门汀作为焊媒，用电烙铁熔化焊锡将支架焊起来。在焊接中要防止支架移位，注意锡焊切勿过多，以免锡焊外露或锡焊充满缺牙空隙，影响排牙和树脂的强度。磷酸锌是酸性焊媒，有很强的腐蚀作用，焊后要用清水冲洗干净。

【注意事项】

1. 应在模型上合理设计和放置各种卡环及连接体。合理放置连接体可以达到加固基托强度的作用。一般来说，连接体不能进入组织的倒凹区，连接体与模型之间应保持 0.5~1.0mm 的距离，以便树脂能将钢丝完全包埋。

2. 卡环的弹性部分应位于基牙的倒凹区内，与基牙为轻接触关系，不能对其施力。尖端不应顶靠在邻牙上，以免影响其就位。位置也不能过低，否则会影响牙龈的健康维护。卡环的坚硬部分（如卡环肩）应位于基牙的非倒凹区，否则难以就位，也不能过高，以免影响咬合。

3. 卡环固位臂的转弯应呈圆弧形，弯制时应缓慢用力，卡环的各转角处应圆钝，避免形成锐角。

4. 操作要准确，切忌使用暴力或在一处反复弯曲和调改，这样不仅容易使卡环折断，而且也容易在卡环的表面造成损伤，形成钳痕。有时候根据需要也可在卡环弯制后进行热处理，释放金属内部的应力。此外，在弯制前或弯制后，还应将卡环的尖端打磨圆钝。

5. 在弯制的过程中切忌损伤模型，尤其在比试卡环的时候，卡环臂、𬌗支托等只能与模型轻接触，不能强行就位，以免造成损伤。

（岳　源　沈颉飞）

实验五　可摘局部义齿的制作：排前牙、雕后牙、去蜡与充胶

【目的和要求】

1. 掌握模型上简单𬌗架的方法。
2. 掌握排列前牙的方法和步骤。
3. 掌握混装法的方法和步骤。
4. 掌握去蜡、充填树脂的方法。
5. 了解热处理的程序和方法。

【实验内容】

1. 上简单𬌗架。
2. 完成可摘局部义齿的制作。

【实验用品】

支架已弯制好的 11、21、25、26 缺失的工作模型,简单𬌗架,11、21 成品树脂牙,蜡刀加热器,红蜡片,蜡刀架,蜡刀,雕刀,蜡盘,喷灯,火柴,红蓝铅笔,微型打磨机,砂石,型盒,白石膏,橡皮碗,石膏调拌刀,手术刀,石膏模型修整机,毛笔,肥皂,去蜡机,型盒夹,分离剂(藻酸盐),调拌杯,调拌刀,热凝树脂(造牙粉和牙托粉)及牙托水,玻璃纸,型盒压榨器,热处理机。

【方法和步骤】

1. 上简单𬌗架

（1）将模型按牙尖交错𬌗关系对好,画标记线。在颊面滴蜡以固定模型,滴蜡时注意不能升高咬合高度。

（2）准备𬌗架。调整升降上颌体的螺钉,使上下颌体之间的高度适当。固定所有的螺钉,使𬌗架只能做开闭运动。

（3）在模型底面制备固位沟,将模型在水中充分浸湿。

（4）将𬌗架置于玻璃板上,调拌白石膏放在下颌体上,将下颌模型固定在下颌体。用白石膏固定上颌模型于上颌体。注意必须使调节上颌体升降的螺钉顶部与上颌体保持接触（图5-1）。

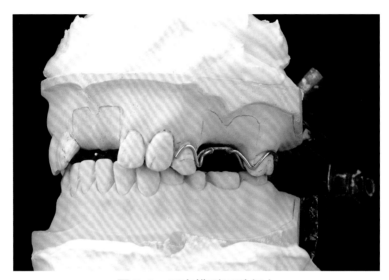

图 5-1　固定模型于𬌗架上

2. **画出基托范围**　用红铅笔画出基托的范围（若在弯制支架前模型设计时未画出）。

3. **选择人工牙**　根据缺隙大小选择 11、21 两颗成品树脂牙。

4. **排前牙**　在模型上调整其扭转度及倾斜度,使之与牙弓、颌弓协调。两中切牙的近中接触点恰好在中线上,并与对颌牙建立良好的𬌗关系。用蜡将成品牙固定在缺隙内（图5-2）。

5. **形成基托蜡型**　采用滴蜡法按照画出的基托范围形成基托蜡型。修整基托厚度到 1.5~2mm,修光表面,边缘线必须封闭,略圆钝并稍增厚。

6. **雕后牙**

（1）形成咬合印迹:在失牙间隙处用滴蜡法形成𬌗堤,趁蜡尚软时,闭合𬌗架,获得缺失牙与对颌的咬合印迹。如有不足,可添蜡以后再次咬合。同时参照邻牙轴面,加蜡形成略比邻牙大的轴面外形及正常的颊舌面覆𬌗、覆盖关系。

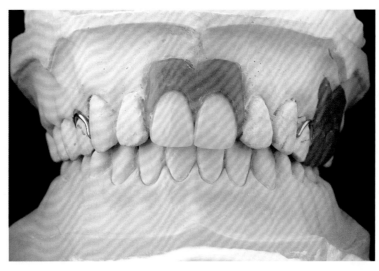

图 5-2　固定前牙

（2）颊面成形：先雕刻颊侧颈缘线的外形，颈缘高度及形态参照邻牙，然后形成邻间隙及颊侧轴面外形。注意外形高点线的位置。颈缘不宜过深，否则会导致该处基托变薄，强度不足而易折断。

（3）舌面成形：先雕刻舌侧颈缘线，其线比颊侧浅而圆钝，然后形成舌外展隙及舌侧轴面外形。同样注意外形高点线的位置。

（4）𬌗面成形：按照咬合印迹先确定颊舌尖、中央沟、颊舌沟的位置，确定近远中边缘嵴的位置；然后刻画窝沟点隙及牙尖，雕刻出𬌗面外形，最后用对颌模型检查咬合情况，完成蜡型（图 5-3）。

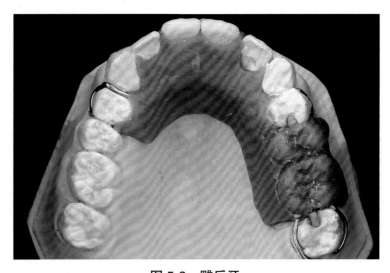

图 5-3　雕后牙

7. **精修** 用酒精喷灯吹光蜡型表面。

8. **选择型盒** 根据需要选择大小合适、上下盒对合良好、盒盖完整、下盒底板密合的型盒。

9. **模型修整**

(1)将模型从𬞟架上取下,去除白石膏。模型浸泡吸足水分。

(2)先用石膏模型修整机和手术刀修去模型上与蜡型无关的部分(包括修平基牙的牙尖部分),形成与选择型盒的大小、高度相适应的大小和厚度,要求模型置于下型盒时,蜡型基托的下边缘与下型盒的上缘平齐或略低,装上型盒后,人工牙的最高点距上型盒的上缘至少有 5mm。

10. **装下层型盒**

(1)包埋固定:将按比例调拌好的白石膏倒入下层型盒至盒边缘 1/2~2/3 处。振动型盒边缘,排出石膏内的气泡,将浸泡好的石膏模型平放于型盒中部的石膏内,使蜡基托的下边缘与下层型盒上边缘平齐。用石膏将模型支架及石膏牙全部包埋(图 5-4)。

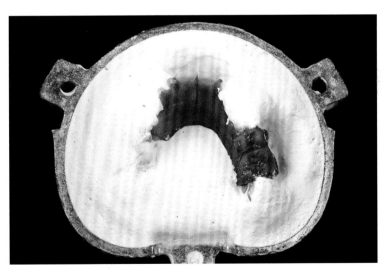

图 5-4 包埋模型

(2)暴露蜡型:蜡型在不形成倒凹的情况下尽量暴露。

(3)抹光表面:在石膏未完全凝固之前,用水徐徐冲洗,用手指将石膏表面抹光,形成一光滑而无倒凹的斜面,用排笔洗去人工牙及蜡基托表面的石膏,同时除去下层型盒边缘的石膏。

11. **灌注上层型盒** 待下层型盒的石膏凝固后,用毛笔在下层型盒石膏表面均匀涂布一层肥皂水作为分离剂，合上上型盒。调拌石膏，先用毛笔蘸取石膏在蜡型表面涂布一层，然后缓缓地从型盒的一侧注入石膏，边注入边振荡，直至充满上型盒的所有部分，盖上型盒盖加压挤出多余的石膏后，静置。

12. 去蜡　在装盒石膏完全硬固后，将型盒置于沸水中数分钟（视型盒大小放置 5~10 分钟），使蜡受热软化；然后用石膏刀将上下型盒撬松，分开上下型盒，除去软化的蜡；将上下型盒置于准备好的去蜡机内，冲尽残余的蜡，并用小雕刀修去石膏印模锐利的边缘。无去蜡机时可用沸水冲去残蜡。

13. 涂布分离剂　用毛笔将分离剂（藻酸盐）涂布于上下型盒石膏表面，应避免涂在人工牙或支架上，否则会造成人工牙与基托分离。

14. 充填树脂

（1）充填人工牙：在调拌杯中加入白色造牙粉，加适量的牙托水直至液体刚好没过粉体，调拌均匀后加盖。到达面团期时取相当于两个牙量的树脂，轻揉成团，置于上型盒人工牙的牙印迹内（图 5-5）。

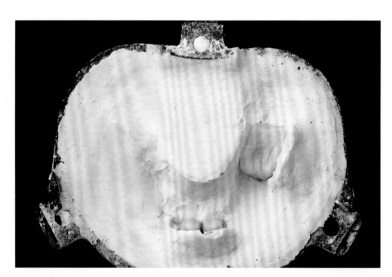

图 5-5　充填人工牙

（2）充填基托：待人工牙树脂稍固化后，同法调拌适量的基托树脂（牙托粉），置于下型盒的基托部位，量略大于基托的厚度（图 5-6）。将湿的玻璃纸置于上下型盒之间，就位上下型盒，放在型盒压榨器上缓缓加压，挤出过多的树脂。打开型盒检查，用雕刀修去过多的树脂；如树脂不足，则可涂少许单体后添加树脂再行加压。揭去玻璃纸，仔细检查。在人工牙及相应基托表面涂少许单体，将上下型盒安装好，用压榨器加压并固定。

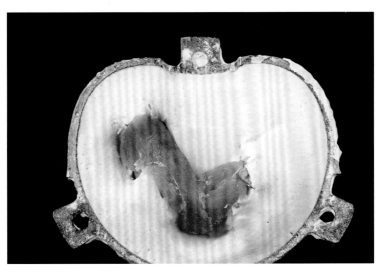

图 5-6　充填基托

15. 热处理　将充填好树脂的型盒连同型盒夹一起置入热处理机内,按材料生产商推荐的程序设置好固化程序,进行热处理。一般简易固化程序为:从冷水或温水缓慢加热到 70℃左右,恒温 30~60 分钟,然后加热到 100℃,煮沸 30 分钟,随热处理机自然冷却后可以开盒。

【注意事项】

1. 形成咬合印迹时,应先浸湿对颌模型,并趁蜡尚软时咬合。咬合时,一定要确认已达到牙尖交错位,否则就会形成咬合高点。

2. 装下层型盒时,蜡型暴露要充分但又不能形成倒凹。

3. 装上层型盒时,石膏不宜注入过快,并应边注入边振荡。

4. 烫盒时间不可过长,否则蜡熔化后会渗入石膏,导致石膏松软、脱落和分离剂涂布困难;烫盒时间也不能过短,否则蜡未软化,开盒时易损坏模型。冲蜡前,应尽量取出软化的蜡。

5. 充填树脂时,必须保持清洁。应待人工牙稍固化后再充填基托树脂,否则可能出现义齿人工牙颈缘线的不清晰。

（杨兴强　岳　莉）

实验六　无牙颌个别托盘的制作

【目的和要求】

1. 学会无牙颌模型的处理以及个别托盘的制作。
2. 掌握制作无牙颌个别托盘的方法。

【实验内容】

1. 二次初印模个别托盘的制作。
2. 终印模个别托盘的制作。

【实验用品】

上下颌无牙颌模型,石膏打磨机,打磨手机,磨头,红蓝铅笔,雕刻刀,蜡刀,酒精灯,凡士林,手术刀,光固化树脂片,光固化灯(或者用常温固化自凝树脂)。

【方法和步骤】

1. **二次初印模个别托盘的制作过程**

(1)模型修整:在石膏打磨机上修整模型,使模型底部平整,并打磨边缘,保证黏膜转折处清晰暴露且不被损坏(图6-1)。

(2)模型画线

1)上颌:①先画出基托边缘线(蓝色线),基托边缘线位于颊黏膜皱襞最深处。②画出个别托盘的轮廓线(红色线)。原则上颊侧轮廓线应远离基托边缘线2mm,考虑上唇前牙部分动度较大,轮廓线可以离开唇黏膜皱襞3mm,但同时要保证离牙槽嵴顶1~2mm(为保证材料固位);上颌后缘向后伸长至颤动线后2~3mm。③后堤区加压,可用雕刀刻或者用打磨手机轻轻打磨。

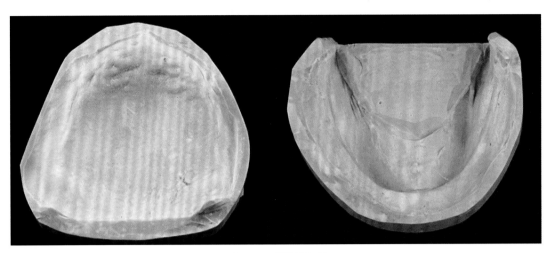

图 6-1　模型修整

2）下颌:步骤基本等同于上颌,需要特别注意的是:①画个别托盘的轮廓线时,磨牙后垫区边缘应避开磨牙后垫区根部的 Someya 肌腱膜。②在颊棚区最靠内的地方画线,因为托盘超出颊棚区的部分将会影响颊舌闭合点(buccal mucosa and tongue side contact,BTC)的形成。③下颌舌骨肌后窝区,超过下颌舌骨嵴边缘 2~3mm 就可以获得补偿性封闭。④注意避让颏肌附着(图 6-2)。

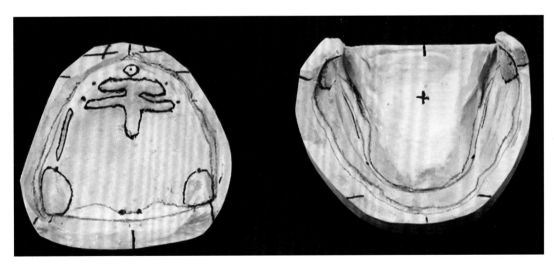

图 6-2　模型画线

（3）模型铺蜡和涂布分离剂:将 2 层蜡片在酒精灯上烤软后铺于模型表面,在上颌腭部和后牙牙槽嵴区域留出支撑点,用毛刷蘸取凡士林涂于蜡和模型表面(图 6-3)。

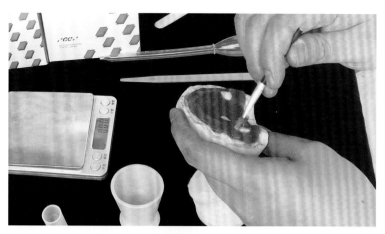

图 6-3　模型铺蜡和涂布分离剂

（4）个别托盘的制作与修整：此处以采用常温固化自凝树脂（GC Ostron Ⅱ）制作个别托盘为例：①按粉：液 =10g：3.3g 的比例调拌树脂（图 6-4）。②搅拌约 30 秒后将面团状的树脂铺于模型表面，保证约 1.5mm 的厚度即可。用手术刀修整边缘，并在牙槽嵴顶和上颌腭中缝等区域切一刀，等固化后再调少许材料填补，以减少固化收缩（图 6-5）。③在上颌腭顶以及下颌后牙牙槽嵴顶处制作指支托，便于托盘按压就位。然后用打磨手机在个别托盘上间隔 5~10mm 打孔，直径 2mm 左右，以便于藻酸盐溢出，减小取模压力，同时增加藻酸盐的固位力（图 6-6）。④最终完成（图 6-7）。

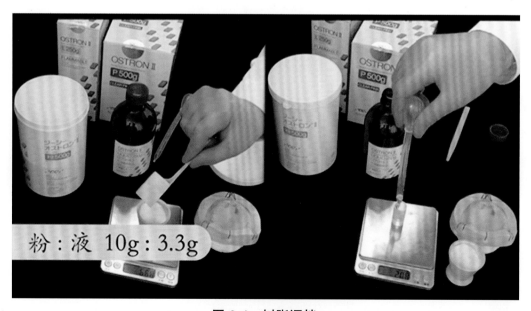

图 6-4　树脂调拌

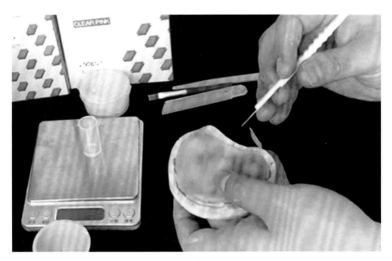

图 6-5　树脂修整

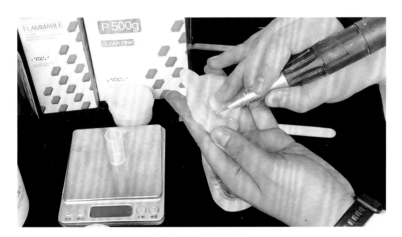

图 6-6　树脂打孔

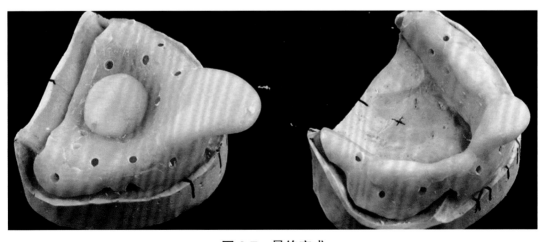

图 6-7　最终完成

若采用光固化树脂片制作个性化个别托盘,方法类似,但需要放在光固化灯中固化。

2. 终印模个别托盘的制作过程

(1)模型修整:在石膏打磨机上进行模型修整,使模型底部平整,并修整边缘保证其宽度为 3~5mm,再用打磨手机磨平边缘(图6-8)。

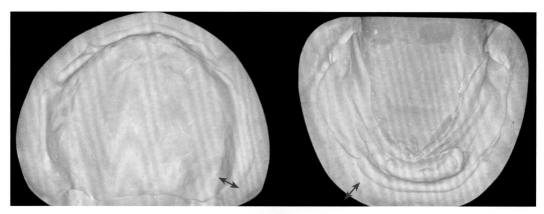

图 6-8　模型修整(红色箭头表示边缘宽度为 3~5mm)

(2)模型画线:画基托边缘线、个别托盘的轮廓线和后堤区加压等步骤与制作二次初印模个别托盘的画线步骤一致。不同的是这里需要画出牙槽嵴顶线和前牙唇侧丰满度参考线(参考前庭沟底或切牙乳突前方 7~9mm),为后续蜡堤的制作提供参考。

(3)模型填倒凹和缓冲个别区域:填除倒凹,缓冲腭皱襞、上颌结节、切牙乳突和牙槽嵴顶等区域(图6-9)。

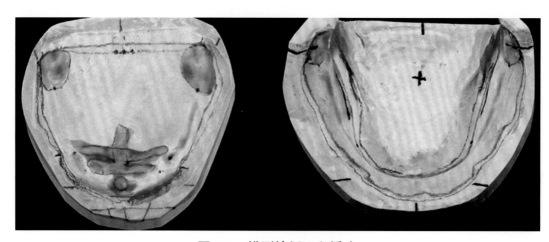

图 6-9　模型填倒凹和缓冲

（4）模型上涂布分离剂。

（5）个别托盘的制作与修整：以光固化树脂片为例，在模型上铺 1.5~2.0mm 个别托盘树脂，在上颌牙槽嵴顶、腭中缝和下颌牙槽嵴顶处切出 1~2mm 间隙减小聚合收缩（图 6-10），在光固化灯下固化后再填补材料继续光固化，取下后需要将组织面也进一步光固化，最终修整边缘的菲边后即完成终印模个别托盘的制作（图 6-11）。

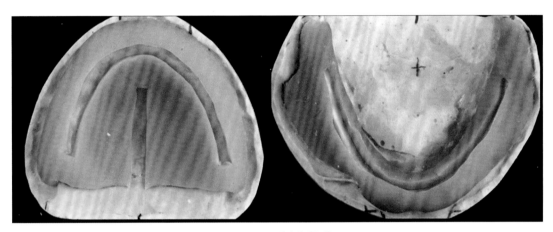

图 6-10 树脂修整

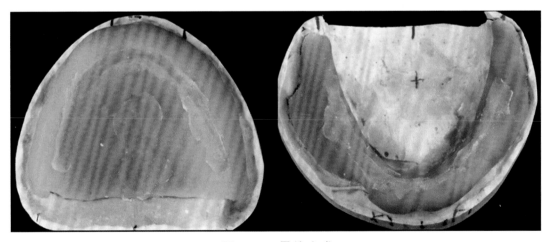

图 6-11 最终完成

（高姗姗）

实验七　无牙颌印模的制取和灌模

【目的和要求】

1. 学会制取无牙颌印模和灌注石膏模型。
2. 掌握临床取模和围模灌注的方法。

【实验内容】

1. 无牙颌印模的制取。
2. 围模灌注法灌取石膏模型。

【实验用品】

上下颌无牙颌托盘,藻酸盐印模材料,口腔一次性检查盘,标准模型,蜡片,酒精灯,蜡刀,玻璃板,藻酸盐,超硬石膏,石膏调拌刀,橡皮碗,石膏振荡器。

【方法和步骤】

1. 无牙颌印模的制取过程

(1)调整体位:取上颌印模时,医师站在患者的右后方;取下颌印模时,医师站在患者的右前方或右后方;肘部与患者下颌相平,患者张口时殆平面与地面平行。

(2)选取托盘:托盘与牙弓内外侧间留约2~3mm间隙,翼缘止于距黏膜皱襞2mm处;唇颊舌系带应充分避开,呈切迹;上颌托盘后缘盖过翼上颌切迹和颤动线后3~4mm;下颌托盘后缘盖过磨牙后垫区,在两侧舌翼区充分伸展(图7-1)。将磨牙后垫不足的地方用蜡片或者快速自凝树脂加起来,并在承力区做止点,保证后期印模材料的空间;托盘柄弯成L形,避免影响唇部运动(图7-2)。

(3)印模材料的选择:取无牙颌印模所用的材料有藻酸盐类弹性印模材料、印模石膏、印模膏、硅橡胶印模材料等。这里选用藻酸盐印模材料制取无牙颌初印模。

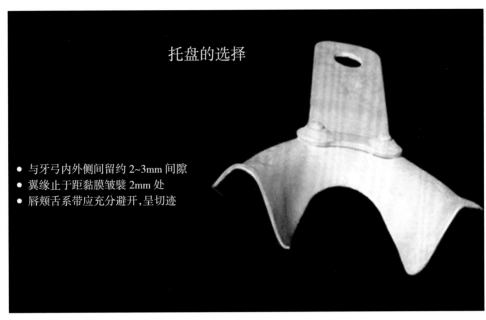

托盘的选择

- 与牙弓内外侧间留约 2~3mm 间隙
- 翼缘止于距黏膜皱襞 2mm 处
- 唇颊舌系带应充分避开,呈切迹

图 7-1　托盘选择

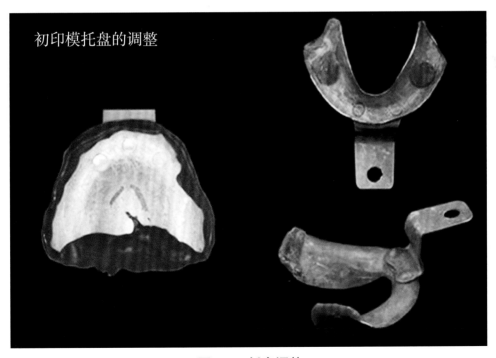

初印模托盘的调整

图 7-2　托盘调整

（4）制取下颌初印模：医师站在患者的右前方，右手拿托盘，左手示指或者口镜牵拉左侧的口角，从牵拉开的左侧口角处旋转就位托盘。牵拉下唇，确保下颌托盘放置在正中的位置。轻轻下压托盘，嘱咐患者抬起舌头，在前部托盘就位时将舌头轻触前部托盘顶部，然后就位后部托盘。在脸颊部和唇部做肌功能修整，然后用手扶住托盘并且保持稳定。完全凝固后，用手指轻轻撬动边缘，小心地将印模取下。

（5）制取上颌初印模：医师站在患者的右后方，左手以手指牵拉一侧口角，右手将托盘以旋转式放入口内，以缓慢的速度将托盘就位，手柄对准系带，先就位前腭区再就位后腭区，稍做被动整塑后，采用适当的压力将托盘固定于稳定状态。印模材料凝固后，解开边缘封闭，再取出托盘，且取出印模时动作应快，因快速取出可减小印模的永久形变。确定后缘线的位置时，使用捏鼻呼气法或"啊"线法，口内画线确定后，复位印模，则将此线印于印模上（图7-3）。

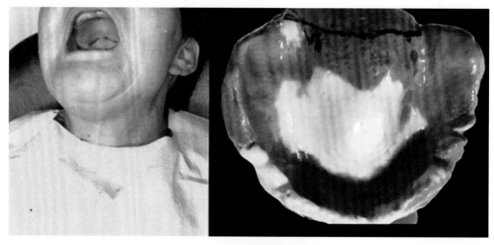

图7-3　上颌印模制取

（6）检查印模：先检查印模的完整性，有没有压力过大的点和边缘不完整处。如果可以在印模组织面看到托盘，说明所用压力过大（图7-4）。理想印模应延伸至外斜线、下颌舌骨肌下2~3mm，并保证磨牙后垫、松软牙槽嵴处软组织不变形，黏膜转折处厚度合适，上颌后缘取到腭小凹、翼上颌切迹，系带处切迹清晰（图7-5）。注意检查完后，要用冷水冲去唾液并消毒，并在15分钟内灌注模型。

（7）补充：若是制取功能性终印模，一般要进行边缘整塑。常用于边缘整塑的材料有：①传统红膏；②边缘整塑硅橡胶；③边缘整塑蜡。终印模材料常用流动性好的硅橡胶材料进行取模（图7-6）。

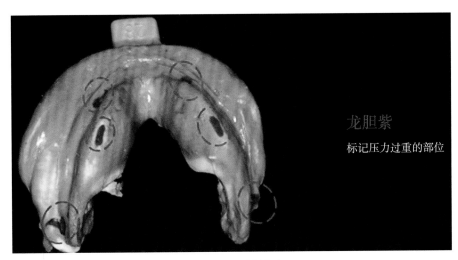

图 7-4　印模检查

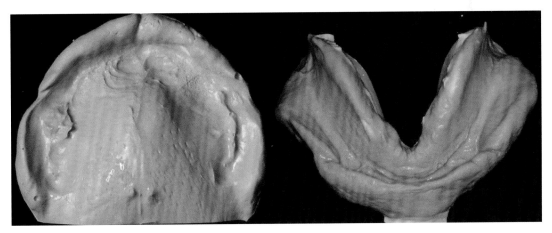

图 7-5　理想印模

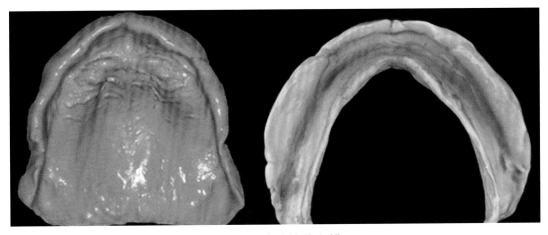

图 7-6　功能性终印模

2. 围模灌注法灌取石膏模型

（1）围模：选取大小合适的标准模型，围制蜡圈。

（2）调拌藻酸盐：上颌调拌 3 勺藻酸盐，下颌调拌 2 勺，搅拌均匀。

（3）填充藻酸盐到蜡圈内，放置印模，注意藻酸盐必须覆盖印模的所有边缘。

（4）去除蜡圈，切除多余藻酸盐材料，使边缘暴露 3~5mm。

（5）复位蜡圈，在印模表面喷涂表面减张剂并吹干，在石膏振荡器上振荡灌注调拌好的超硬石膏，以排出气泡。

（高姗姗）

实验八　颌位关系转移

【目的和要求】

1. 熟悉后提区制作方法。
2. 掌握无牙颌𬌗托的制作方法和要求。
3. 掌握确定全口义齿颌位关系的方法。
4. 了解面弓转移上𬌗架的操作方法。

【实验内容】

1. 在上颌工作模型上制作后提区。
2. 在工作模型上制作𬌗托。
3. 在仿头模型上确定颌位关系记录。
4. 利用面弓转移将工作模型上𬌗架。

【实验用品】

无牙颌石膏工作模型、红蓝铅笔、雕刻刀、光固化模型材料、上下颌蜡堤、光固化机、低速手机、蜡刀、加热装置、橡皮碗、调刀、石膏、𬌗平面板、垂直距离测量尺、面弓、半可调𬌗架。

【方法和步骤】

1. 后提区的制作

（1）用铅笔在上颌牙颌模型的腭小凹后 2mm 到两侧翼上颌切迹画一条线，此为后提区的后缘。然后从腭中缝开始，在此前方 2mm 向两侧再画一条弓形曲线至翼上颌切迹，这两条线之间最宽处为 5mm，围成的区域就是后提区的位置。

（2）用雕刻刀沿后缘线刻一条 2mm 宽的 V 形沟。沟的深度在腭中缝处为

1mm，腭中缝与翼上颌切迹中间最深为 1.5mm。

2. 在工作模型上制作𬌗托（本实验使用光固化模型材料制作暂基托）

（1）在无牙颌石膏工作模型上用红蓝铅笔画基准线，确定暂基托的边缘。

（2）将上下颌模型用冷水冲凉。取两片光固化模型材料分别放在上下颌模型上按压塑形，使其与模型组织面及边缘贴合，用蜡刀将模型边缘外多余的光固化材料切除，再捏制成形至基准线。放入光固化机器中照射 5 分钟。照射结束后，将托盘从石膏模型上脱离。用低速手机打磨暂基托边缘至光滑。

（3）取上颌标准蜡堤弯成长条状，沿牙槽嵴顶线弯曲成马蹄形，压排在上颌蜡基托上，形成前牙区宽 5mm、后牙区宽 10mm 的蜡堤。将蜡刀放在加热装置加热，再用热蜡刀将蜡堤和暂基托连接处熔化固定。将前部蜡堤高度调整为 20~22mm，后部蜡堤为 16~18mm。将𬌗托冲凉后，用蜡刀修整唇颊面形态，蜡堤唇侧与蜡基托唇侧边缘平齐并稍唇倾，与蜡堤平面（𬌗平面）的角度略小于 90°。

（4）取下颌标准蜡堤弯成长条状，沿牙槽嵴顶线弯曲成马蹄形，压排在下颌蜡基托上，用热蜡刀固定，前部高度为 18~19mm，后部与磨牙后垫 1/2 处平齐。

3. 确定颌位关系记录

（1）将上颌𬌗托戴入仿头模的无牙颌上，用𬌗平面板贴住蜡堤，检查蜡堤平面角度，通过调整蜡堤的高度，使蜡堤平面位于上唇下 2mm，前部与瞳孔连线平行，后部与鼻翼耳屏线平行。然后将上颌𬌗托从仿头模上取下，用蜡刀在两侧后牙区蜡堤表面各切两条不平行的 V 形沟，深度 1mm。然后在蜡堤表面涂一薄层凡士林。

（2）松开仿头模的下颌固定钮，使仿头模处于闭口状态，确定适当的垂直距离。用垂直距离测量尺测量并记录鼻底至颏底的距离。

（3）再将上下颌𬌗托同时戴入仿头模，模拟正中关系咬合，使上下𬌗托咬合至之前记录的咬合距离。

（4）用蜡刀在上下颌蜡堤唇面确定面部中线、口角线。

4. 验证颌位关系 将上下颌𬌗托重新戴入仿头模，再做正中关系咬合，检查颌位关系是否正确。

5. 面弓转移

（1）将𬌗叉在加热装置上加热后插入上颌蜡堤唇颊面内固定，𬌗叉中线与蜡堤上的中线一致。然后将上下𬌗托连同固定在上𬌗托的𬌗叉戴入仿头模无牙颌上就位。

（2）松开面弓弓体上定𬌗夹和后部两侧横杆的固定螺丝，开大弓体后部宽度，将两侧横耳塞插入仿头模的外耳道内，同时将𬌗叉柄套入定𬌗夹内。然后调整弓体两侧横杆长度一致后固定横杆螺丝，拧紧定𬌗夹螺丝。最后松开面弓横杆固定螺丝，将横杆耳塞从仿头模外耳道抽出，取下面弓、上𬌗托和𬌗叉。

（3）调整半可调𬌗架（图8-1）的切导针高度，使上下颌体平行，再调整并固定前伸和侧方髁导斜度至平均值，然后扳下髁球滑动控制锁，避免髁球滑动。

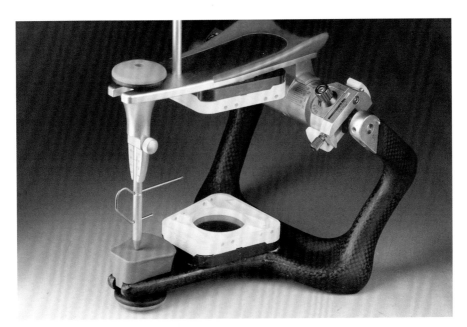

图 8-1　半可调𬌗架

（4）将面弓两侧横杆耳塞套在𬌗架髁导盘上的定位杆（髁球后方）处，调整两侧横杆刻度一致后拧紧横杆螺丝。然后调节面弓定𬌗夹下方的螺杆长度，与上颌𬌗托蜡堤平面水平。

6. **工作模型上𬌗架**　将上颌模型与面弓上的上颌𬌗托就位固定，抬起𬌗架的上颌体，调拌白石膏，分别堆砌在上颌模型底面和上颌体的架环上。放下上颌体使切导针与切导盘接触，去除多余石膏，将石膏表面修整光滑，待石膏完全硬固。松开面弓定𬌗夹及横杆固定螺丝，将面弓及上𬌗托取下。将𬌗叉与上颌𬌗托分离。然后，上下翻转𬌗架，将上下颌𬌗托及下颌模型咬合在已经固定于𬌗架上的上颌模型上。最后调拌石膏将下颌模型固定在𬌗架下颌体的架环上（图8-2）。

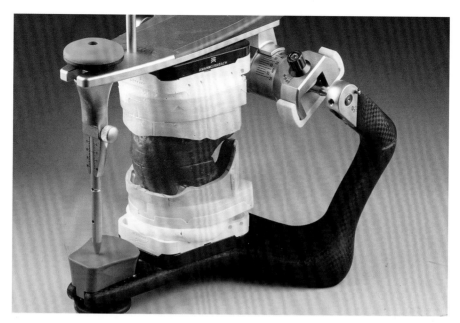

图 8-2　将上下颌模型固定在𬌗架的架环上

【注意事项】

　　由于在仿头模上无法像临床患者口内那样确定上颌前部蜡堤高度(𬌗平面)及咬合垂直距离,故可根据仿头模情况事先规定统一的数据。

【思考题】

　　1. 临床上确定垂直距离的方法有哪些?

　　2. 临床上确定正中关系的方法有哪些?

　　3. 垂直距离异常的临床表现是什么?

【实验报告与评定】

　　考评确定无牙颌颌位关系与模型上𬌗架的操作和结果。

(杨　扬　于海洋)

实验九　全口义齿排牙

【目的和要求】

1. 掌握全口义齿人工牙的选择原则。
2. 初步掌握全口义齿的常规排列方法。

【实验内容】

1. 教师讲解并示教全口义齿人工牙的选择与排列。
2. 学生练习全口义齿的选择与排列。

【实验用品】

无牙颌石膏工作模型、半可调𬌗架、解剖式成品树脂人工牙一副、基托蜡片、蜡刀、蜡匙、酒精灯、红铅笔、技工马达、手机、咬合纸等。

【方法和步骤】

1. 排牙的一般原则

（1）前牙以美观为主,同时考虑切割和发音功能。后牙以恢复功能为主,𬌗力相对集中于第二前磨牙和第一磨牙区。

（2）前牙应避免排成深覆𬌗及深覆盖。

（3）牙弓和颌弓应尽量协调一致。

（4）人工牙应排列在牙槽嵴顶上,上颌前牙的盖嵴面紧贴于牙槽嵴顶的唇侧。

（5）𬌗平面应与牙槽嵴顶基本平行,并平分颌间距离。

（6）上下颌后牙要达到最广泛接触。

（7）上下颌的纵𬌗曲线,即上颌的补偿曲线与下颌的 Spee 曲线相配合;上下颌的横𬌗曲线也要匹配。

2. 排牙前的准备

（1）检查𬌗架,并取下上下颌𬌗托,观察上下颌颌位关系与颌间距离。

（2）去除部分上颌𬌗堤(唇、颊侧),但不要破坏中线标记。

（3）在上下颌𬌗堤上画出牙槽嵴顶的位置线。

（4）排牙前应将模型浸水数分钟。

3. 人工牙的选择

（1）前牙的选择:一般选用树脂牙。参照患者的面部及颌弓形态、性别、年龄、唇高线、颌间距离等确定牙的外形;参照性别、年龄、肤色等选定牙齿的颜色;根据上牙弓前段的弧形长度或前牙与面部的比例关系确定前牙的近远中宽度。前牙应考虑美观,需从牙的形态、颜色、大小等方面进行选择。

1）宽度:根据上颌𬌗托标志的口角线间的距离作为尖牙之间的总宽度。

2）高度:唇高线至𬌗平面的距离为上颌中切牙的切 2/3 高度,下唇线至𬌗平面的距离为下颌中切牙的切 1/2 高度。

3）形态:根据面部形态与颌弓形态选择切牙唇面形态。

4）颜色:需考虑患者的皮肤颜色、性别、年龄,并征求患者的意见。

（2）后牙的选择:

1）后牙的整体长度与宽度:①上颌,尖牙远中至上颌结节;②下颌,尖牙远中至磨牙后垫前缘的距离。

2）高度:平分颌间距。

3）颊舌径(宽度):根据牙槽嵴宽度而定。

4）𬌗面形态:按牙槽状况确定,如牙槽低平,可选择半解剖式、非解剖式牙。

5）颜色:同前牙。

4. 排牙顺序

一般排牙顺序是:排上颌前牙→排下颌前牙→排上颌后牙→排下颌后牙。

5. 排牙具体步骤

（1）先在上下颌模型上相当于第一前磨牙和第一磨牙的牙槽嵴顶处,用铅笔做标记点,并将此二点相连,延伸到模型的边缘上,做好标志点。

（2）将上下颌基托放回模型上,根据模型上的标志点连线在𬌗堤平面上画出标记线,此线即代表牙槽嵴顶的位置,作为排列上下颌后牙的参考。

（3）人工前牙的排列:先用加热的雕刀切除排牙处的蜡,形成一个凹陷,再用蜡刀将排牙处的蜡烫软,然后放置人工牙,用蜡刀烫熔人工牙与基托蜡接触的边缘以固定位置,还可用雕刀调拨人工牙以调整牙的位置。注意牙的唇舌向倾斜度、近远中向倾斜度、龈𬌗向的位置。

排列的顺序一般为一侧上颌中切牙、侧切牙、尖牙,同法再排另一侧,然后按此顺序排列下颌前牙。要求上下中线对齐并与面中线一致,形成2:1或3:1的覆盖覆𬌗比,并确保形成正常的尖牙关系,即上颌尖牙的牙尖正对在下颌尖牙及第一前磨牙之间,以保证后牙能形成正常的咬合关系。

1)上颌前牙排列(图9-1)

①上颌中切牙:切缘向唇侧倾斜,颈部微向腭侧及远中倾斜,与前牙区颌弓曲度一致,切缘接触𬌗平面。②上颌侧切牙:切缘向唇侧倾斜,颈部向远中倾斜度大于中切牙,远中稍向舌侧扭转,切缘低于𬌗平面0.5mm。③上颌尖牙:切缘稍向舌侧倾斜,颈部向唇侧微突出,颈部向远中斜度大于中切牙且小于侧切牙,远中舌侧扭转与后牙弓曲度一致平齐。

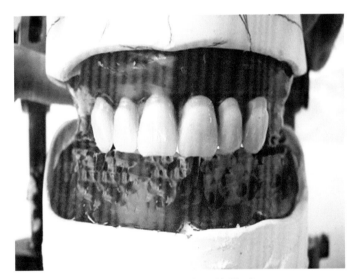

图9-1 上颌前牙的排列

2)下颌前牙的排列(图9-2)

①下颌中切牙:切缘向唇侧倾斜,颈部向舌侧,垂直向略高于𬌗平面。②下颌侧切牙:颈部略向远中垂直,余同下颌中切牙。③下颌尖牙:切缘向舌侧而颈部向唇侧,颈部向远中倾斜,余同下颌中切牙。

(4)人工后牙的排列(图9-3)

①上颌第一前磨牙:微向颊倾,微向远中,颊尖与𬌗平面接触,舌尖离开𬌗平面1mm。②上颌第二前磨牙:垂直向,颊舌尖均接触𬌗平面。③上颌第一磨牙:

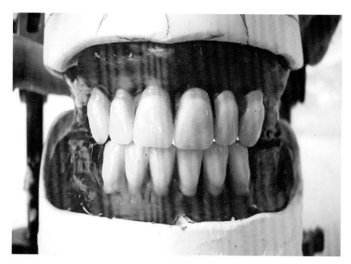

图 9-2　下颌前牙的排列

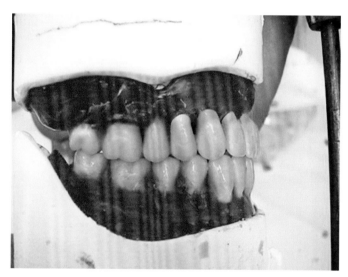

图 9-3　后牙的排列

颈部略向腭侧倾斜,颈部略向近中倾斜,近中舌尖接触𬌗平面,近中颊尖离开𬌗平面 1mm,远中颊尖离开𬌗平面 2mm。④上颌第二磨牙:颈部略向腭侧倾斜,颈部略向近中倾斜,舌尖离开𬌗平面 1mm,近中颊尖离开𬌗平面 2mm,远中颊尖离开𬌗平面 2.5mm。⑤下颌后牙的排列:与已排好的上颌牙达到广泛紧密接触的关系。

（5）整个排牙的顺序如图 9-4 所示。

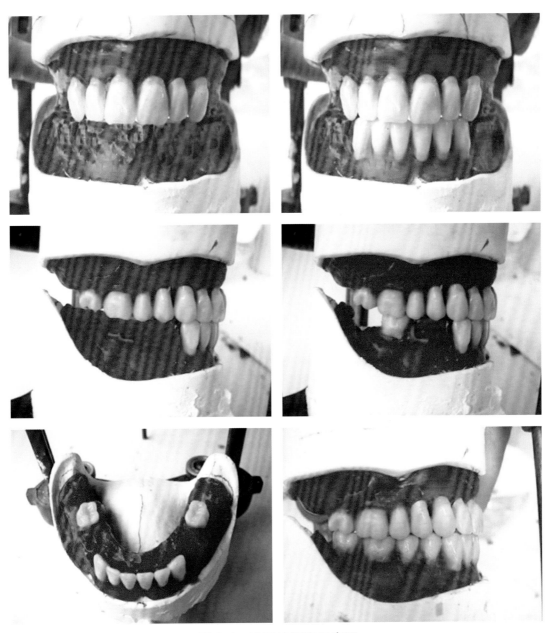

图 9-4 排牙的顺序示意图

【操作要点】

排牙过程中的操作要点如表9-1,表9-2所示。

表 9-1 前牙排牙过程中的操作要点

	唇舌向倾斜	近远中向	扭转度	𬌗平面
上颌中切牙	近垂直,切缘向唇侧倾斜	垂直,颈部微向腭侧及远中倾斜	与前牙区颌弓曲度一致	切缘接触
上颌侧切牙	切缘向唇侧倾斜	颈部向远中倾斜,大于中切牙	远中稍向舌侧	切缘低于0.5mm
上颌尖牙	切缘稍向舌侧倾斜,颈部向唇侧微突出	颈部向远中斜度大于中切牙,小于侧切牙	远中舌侧倾斜与后部牙弓曲度一致	平齐
下颌中切牙	切缘向唇侧倾斜而颈部向舌侧倾斜	垂直	与颌弓曲度一致	高于𬌗平面
下颌侧切牙	垂直	颈部略向远中	同上	同上
下颌尖牙	切缘向舌侧而颈部向唇侧	颈部向远中倾斜	同上颌尖牙	同上

表 9-2 后牙排牙过程中的操作要点

	颊舌向倾斜	近远中倾斜	𬌗平面
上颌第一前磨牙	颈部微向颊侧倾斜	颈部微向远中倾斜	颊尖与之接触,舌尖离开1mm
上颌第二前磨牙	垂直	垂直	颊舌尖均接触
上颌第一磨牙	颈部略向腭侧倾斜	颈部略向腭侧倾斜	近中舌尖接触,远中舌尖、近中颊尖均离开1mm,远中颊尖离开2mm
上颌第二磨牙	同上	同上	舌尖离开1mm,近中颊尖离开2mm,远中颊尖离开2.5mm

(谢 璐)

实验十　上颌中切牙烤瓷冠牙体预备

【目的和要求】

1. 掌握临床上中切牙金属烤瓷冠牙体预备的方法。
2. 掌握牙体预备的预备量及最终形态。

【实验内容】

1. 牙体预备前的准备。
2. 中切牙切端的预备。
3. 中切牙唇侧的预备。
4. 中切牙邻面的预备。
5. 中切牙舌侧的预备。
6. 颈缘的预备以及牙体精修。

【实验用品】

马尼车针（TR-13、TF-13、TF-12、TR-11、BC-31、FO-25）、涡轮机、口镜、镊子、探针、器械盘、无菌手套、一次性医用口罩、一次性医用帽子等。

【方法和步骤】

1. **牙体预备前的准备**　检查牙体的缺损情况,若牙体缺损严重,应首先利用树脂修复缺损。如果在牙体预备前可以制作一个寄存记录,能直观地检测预备量。

2. **中切牙切端的预备**　金属烤瓷冠牙体预备的第一步是切端的预备,首先预备切端指示沟,指示沟的深度为 1.8mm,可利用 TR-13 或者 TF-13 金刚砂车针进行预备。一般预备 2~3 条指示沟（图 10-1）。

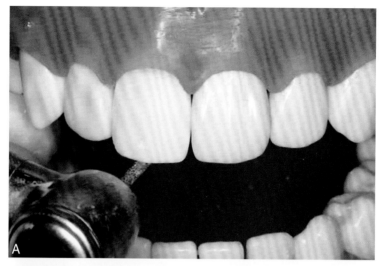

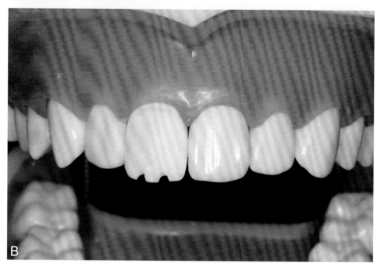

图 10-1　中切牙切端指示沟预备示意图
A. 车针位置和方向　　B. 指示沟位置及深度

接下来进行切端的磨除,首先磨除近中或者远中的一半,将另外一半作为磨除参考量。切端最终磨除量为 2mm。切端需磨成与牙长轴成 45° 的舌斜面(图 10-2)。

3. 中切牙唇侧的预备　唇面的预备分两个部分:切端部分(切 1/2)和龈端部分(龈 1/2)。要求是切端部分磨除时与切牙的解剖外形相平行,龈端部分与牙长轴相平行。按照上述方向分别于切端和龈端各预备出 2~3 条指示沟,指示沟的深度为 1.1~1.3mm(图 10-3)。

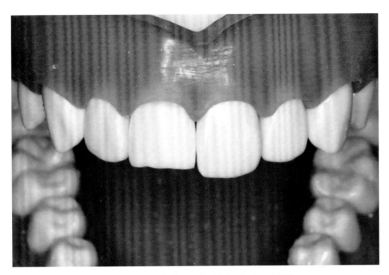

图 10-2　中切牙切端预备示意图

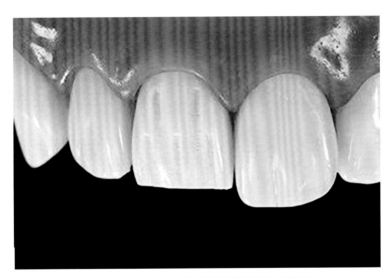

图 10-3　中切牙唇侧指示沟预备示意图

按照指示沟的深度以及方向预备,首先预备切端部分,使其与原有牙面轴相一致;然后预备龈端部分,使其与牙长轴一致。最终磨除量为 1.2~1.5mm(图 10-4)。

在磨除龈端的同时形成龈上 0.5mm 的直角肩台,待排龈后再修整肩台至龈下 0.5mm。形成龈端部分与牙长轴平行,并与随后形成的舌面形成 5°~8° 的聚合度(图 10-5)。

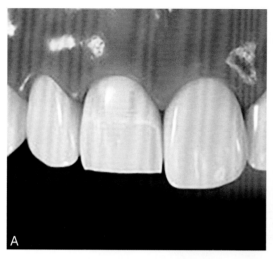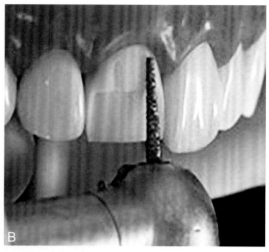

图 10-4　中切牙唇侧预备示意图

A. 切端部分预备　B. 龈端部分预备

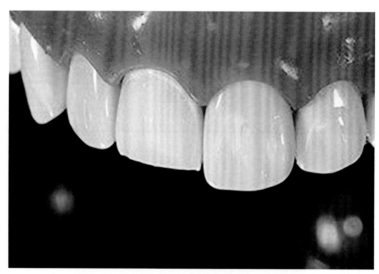

图 10-5　中切牙唇侧肩台预备示意图

4. 中切牙邻面的预备　用细针状金刚砂车针 TR-11 在不接触邻牙的情况下通过接触区后从唇侧向舌侧磨除空间,然后再用 TF-13 或 TR-13 修整(图 10-6)。

5. 中切牙舌侧的预备　首先进行舌窝的预备。用 BC-31 小球形金刚砂车针在舌窝内形成 3 个深度为 0.8mm 的指示窝,然后用 FO-25 橄榄球样的金刚砂钻针磨除舌隆突上方的舌窝达 1.0mm,磨除外形与原有外形一致(图 10-7)。然后再进行舌面的预备。用 TR-13 预备 2~3 条指示沟,方向与唇面龈 1/3 平行。

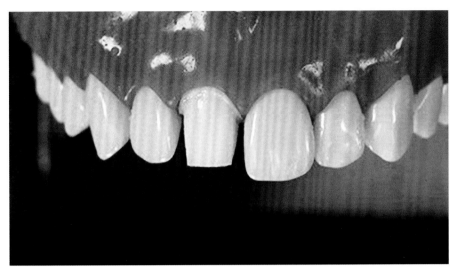

图 10-6 中切牙邻面预备示意图

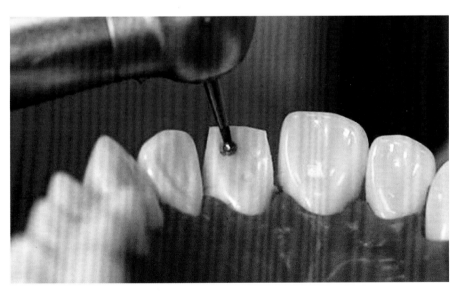

图 10-7 中切牙舌窝预备示意图

磨除指示沟,形成宽度为 0.5mm 的齐龈无角肩台,再磨除至邻面接触区,使最终唇舌侧边缘交汇在接触区偏舌侧(图 10-8)。

6. **颈缘的预备以及牙体精修** 首先进行排龈,将适合的排龈线压入龈沟,要求排龈刀与牙长轴成 30°,适当力量压入,起到机械推开牙龈并保护牙龈免受预备时钻针损伤的作用(图 10-9)。

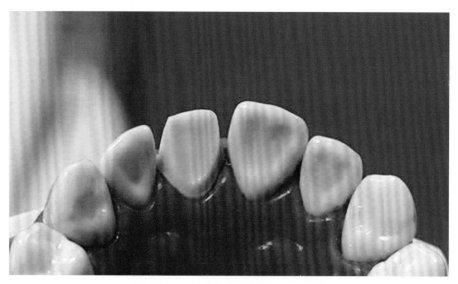

图 10-8　中切牙舌面预备示意图

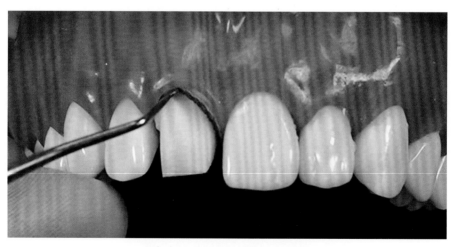

图 10-9　中切牙排龈示意图

　　然后预备龈下边缘,用 TR-13 将唇侧边缘预备至排龈后的齐龈或者更低水平,保证取出排龈线牙龈回弹后唇侧边缘位于龈下 0.5mm,形成边缘 1.0~1.2mm 的直角肩台,注意预备过程中应修整形成的菲边。修整唇面、邻面、舌面、舌窝,并使线角圆钝光滑。再用黄标抛光针进行各个部分的抛光(图 10-10),最终完成牙体的精修。

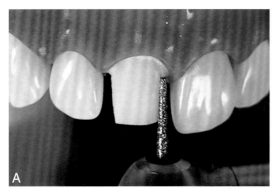
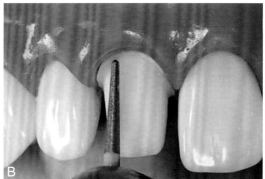
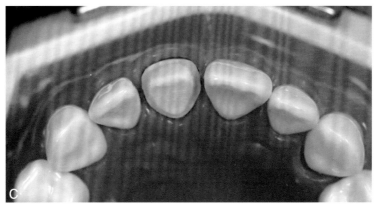

图 10-10 中切牙颈缘预备及牙体精修示意图
A. 颈缘部分预备 B. 牙体精修抛光 C. 预备完成的牙体

（裴锡波）

实验十一 第一磨牙金属全冠预备

【目的和要求】

1. 加深对金属全冠理论的理解。
2. 掌握金属全冠牙体预备的方法和步骤。

【实习内容】

在仿头模的实验牙列模型上进行 26 金属全冠的牙体预备。

【实习用品】

仿头模、实验牙列模型、高速涡轮手机、涡轮钻针。

【方法和步骤】

1. 在 26 上设计铸造金属全冠。
2. 牙体预备

（1）𬌗面预备:𬌗面磨除的目的是为铸造金属全冠提供𬌗面修复间隙,保证修复体𬌗面有足够的厚度和强度,并与对颌牙建立正常的接触关系。𬌗面预备的要求是保证与对颌牙𬌗面间有 1.0mm 的预备间隙,依照𬌗面解剖形态均匀磨除,形成功能尖斜面。首先用 1.0mm 的金刚砂车针沿𬌗面沟嵴预备深度略小于1.0mm 的数条沟(𬌗面颊舌两侧各 2~3 条),作为𬌗面预备深度的指示和定位,即深度定位指示沟。然后用较短的柱状金刚砂车针按指示沟深度,均匀磨除指示沟间的牙体组织,保持𬌗面形态,形成一定宽度的功能尖斜面。

（2）颊、舌面预备:按照牙冠外形,在颊、舌面的近中、中央、远中分别均匀预备磨除 1.0mm,颊舌面轴壁的𬌗向聚合角为 2°~5°,边缘位于龈上 0.5~1.0mm,末端深度 0.3~0.5mm(肩台)。

（3）邻面预备:先将轴角处预备出足够的间隙,再用较细的锥形车针从𬌗外展隙沿邻面从颊向舌侧磨切。聚合角为 2°~5°,边缘仍在龈上 0.5~1.0mm,肩台宽度也是龈上 0.3~0.5mm,注意不能损伤邻牙。

（4）颈部预备:在消除轴壁倒凹的前提下预备出肩台形态,最终形成位于龈上 0.3~0.5mm、宽 0.5mm 的清晰光滑的无角肩台。

（5）精修并检查:最后用细砂钻针精修并检查修复间隙。基牙预备应做到表面光滑,轴壁无倒凹,线角圆钝,颈缘连续一致。

【注意事项】

1. 牙体预备时应注意患者(仿头模)椅位、术者体位。
2. 预备过程中一定要有支点。
3. 聚合角度应为 2°~5°。

【思考题】

1. 试述金属全冠牙体预备的肩台宽度与烤瓷全冠的区别。
2. 试述金属全冠的适应证与禁忌证。

【实验报告与评定】

评定金属全冠牙体预备的基本操作技能及结果。

（李　磊）

实验十二　金属全冠的蜡型、包埋、铸造

【目的和要求】

1. 掌握全冠蜡型制作的方法和要求。
2. 了解固定修复用不同蜡材的性能差别。
3. 熟悉包埋法及包埋中的注意事项。
4. 了解焙烧的目的及程序。
5. 初步了解高熔合金的铸造性能,铸造缺陷原因的分析。
6. 了解金属全冠的铸造方法。

【实验内容】

1. 制作上颌第一磨牙金属全冠的蜡型。
2. 完成蜡型包埋并铸造。

【实验用品】

工作模型、浸蜡器、电蜡刀、振荡器、真空搅拌器、放大镜、基底蜡、嵌体蜡、边缘蜡、手术刀、蜡刀、雕刀、小玻璃板、气枪、蜡型分离剂、铸道座、硅胶铸圈、蜡型减张剂、包埋材料、毛笔、烤箱、高熔合金、坩埚、高频离心铸造机、喷砂机、Al_2O_3 砂、木锤等。

【方法和步骤】

1. **涂布分离剂**　在整个代型包括颈缘线以下的部分都薄薄地涂布一层分离剂,邻牙及对颌牙也一并涂布(图 12-1)。
2. **形成蜡基底**　采用滴蜡法或浸蜡法,用基底蜡形成 0.3~0.5mm 的内层。若用浸蜡法,将代型旋转浸入蜡液直到蜡液覆盖代型颈缘线,缓慢匀速取

出代型,在代型即将完全脱离蜡液时稍作停顿,让代型上多余蜡液流回熔蜡器
(图 12-2)。

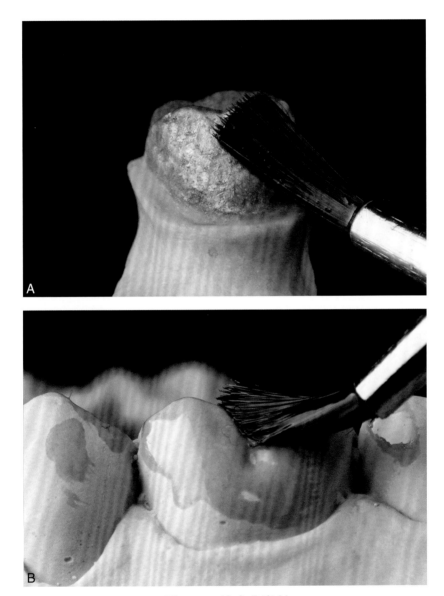

图 12-1　涂布分离剂
A. 基牙涂布分离剂　B. 对颌牙涂布分离剂

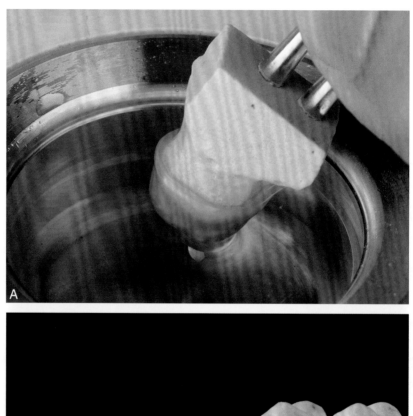

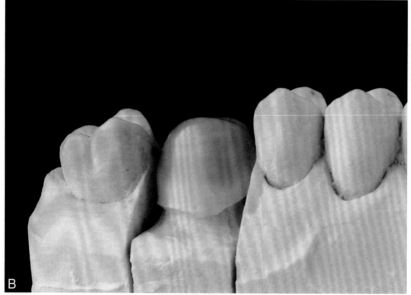

图 12-2　浸蜡形成蜡基底

A. 代型浸蜡　　B. 形成蜡基底

3. **堆塑牙尖** 用嵌体蜡堆塑牙尖,在堆塑过程中需检查与对颌牙的咬合关系(图 12-3)。

4. **堆塑边缘嵴** 用嵌体蜡完成𬌗面边缘嵴的堆塑,在堆塑过程中需检查与对颌牙的咬合关系(图 12-4)。

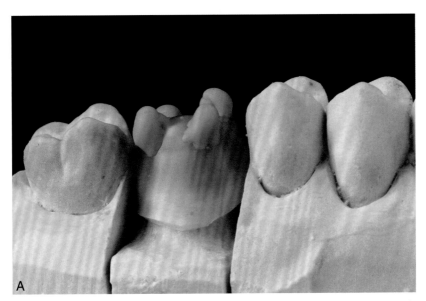

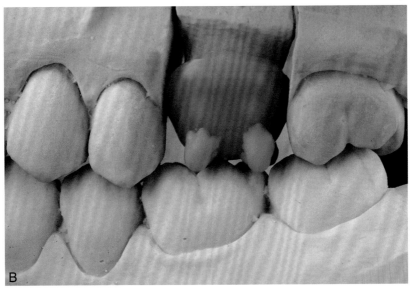

图 12-3 堆塑牙尖并检查咬合
A. 堆塑牙尖 B. 检查与对颌牙的咬合

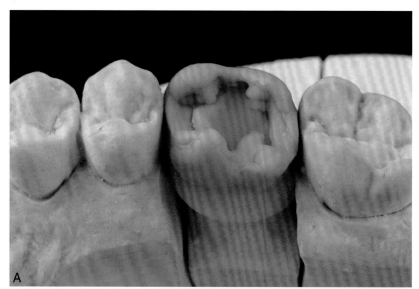

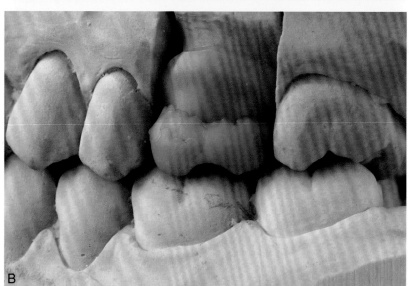

图 12-4 堆塑边缘嵴并检查咬合

A. 边缘嵴𬌗面观 B. 检查与对颌牙的咬合

5. 堆塑颊轴嵴、舌轴嵴,形成轴面和邻面,恢复与邻牙协调的外形突度和邻接关系(图 12-5)。

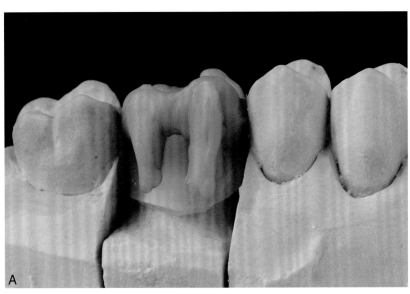

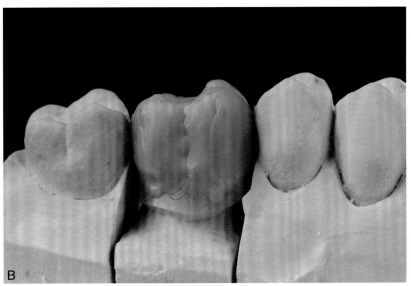

图 12-5　恢复轴面外形突度和邻接关系

A. 堆塑轴嵴　B. 形成轴面与邻面

6. **堆塑𬌗面**　参照同名牙的解剖形态堆塑𬌗面形态,在堆塑过程中需检查与对颌牙的咬合关系,尽可能形成 ABC 三点接触关系(图 12-6)。

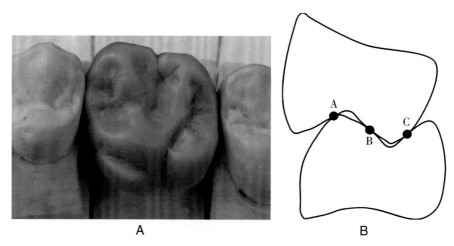

图 12-6　堆塑𬌗面
A. 蜡型𬌗面观　B. ABC 三点接触关系

7. **重塑颈缘**　将颈缘 1mm 范围的蜡去除,用颈缘蜡重新恢复颈缘(图 12-7)。

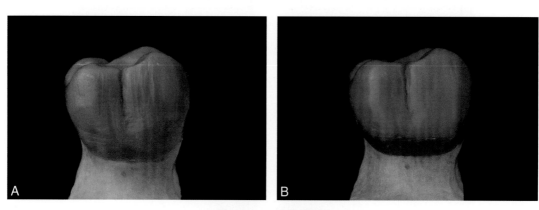

图 12-7　重塑颈缘
A. 去除颈缘 1mm 范围的基底蜡　B. 颈缘蜡重塑颈缘

8. **安插铸道**　在非功能尖蜡型最厚处用直径约 2mm、长 7~10mm 的圆柱形铸道蜡形成铸道,距离蜡型 1.5~2mm 左右制作一储金球,球直径约为铸道的 2 倍,完成后取出蜡型全冠,并将铸道连接到铸道座上(图 12-8)。

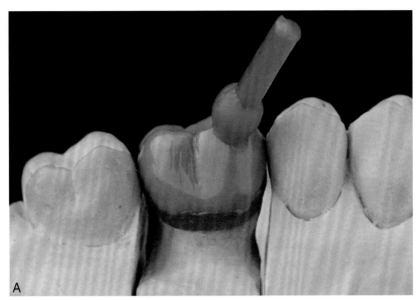

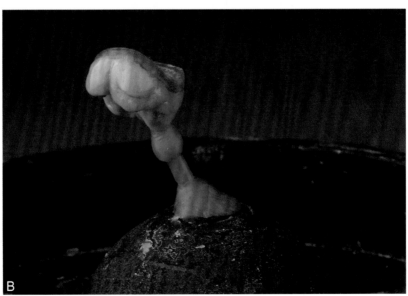

图 12-8　安插铸道
A. 安插铸道并制作储金球　B. 连接到铸道座

9. **蜡型减张**　使用减张剂对蜡型表面均匀喷撒，以便脱脂减少蜡型表面的张力，从而减少包埋时气泡的产生（图 12-9）。

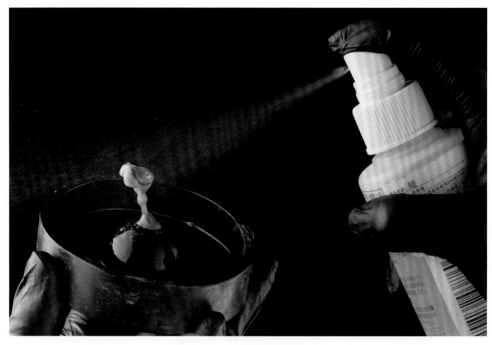

图 12-9　喷蜡型减张剂

10. **蜡型包埋**　取包埋粉适量，按照正确的粉液比调和成糊状，通过真空搅拌机排除包埋料中的气泡，然后进行包埋（图 12-10）。用笔尖蘸取少量包埋料滴在蜡型组织面避免埋入空气，用包埋料均匀覆盖蜡型表面后，将包埋料顺硅胶铸圈内壁缓慢流动并充满铸圈，静置 1 小时后进行焙烧铸造。

11. **铸圈焙烧**　从硅胶铸圈中取下铸圈并放入电烤箱，缓慢升温至 300℃并保持 30 分钟，再逐渐升温至 900℃并保持 30 分钟，待铸孔呈现桃红色时即可铸造。

12. **金属铸造**　预热高频离心铸造机和坩埚，配平铸造臂，称取适量合金，将铸圈和合金放入铸造机并调平，按动熔金按钮，当合金加热到适宜温度时按动铸造键，铸造开始。完成后取出铸圈，放置于空气中冷却，取出铸件，去除大部分包埋料后，喷砂去除残余包埋料及氧化膜。

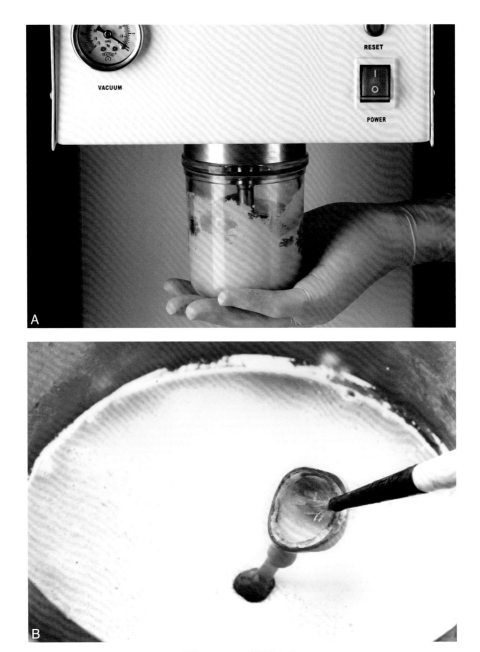

图 12-10　蜡型包埋
A. 真空搅拌包埋料　B. 包埋蜡冠

【注意事项】

1. 堆塑解剖外形时,注意手的支点与用力的大小,避免在修整外形时造成蜡型移动、变形、脱落。

2. 取出蜡型时,需沿义齿就位道相反的方向取出,以免折断蜡型。

3. 包埋的时候应特别注意排除在熔模表面的残留气泡,否则在铸件的相应部位会出现金属小瘤子。

4. 包埋料应完全凝固后才可以焙烧,包埋后静置时间需大于 1 小时。

5. 焙烧中,温度不宜上升过快,以免受热不均而致包埋料爆裂。铸圈温度一般要求在 900℃以上,温度过低易造成铸造不全或冷隔,同时因包埋材料的热膨胀不足而影响修复体的适合性。从烤箱内取出后应立即铸造。

（董　博）

实验十三　暂时冠的制作

【目的和要求】

1. 加深对暂时冠作用的理解。
2. 掌握应用直接法和间接法制作暂时冠的操作方法和注意事项。

【实验内容】

1. 暂时冠的作用及制作方法的介绍。
2. 应用直接法进行后牙暂时冠的制作。
3. 应用间接法进行前牙暂时冠的制作。

【实验用品】

直手机、水门汀调刀、氧化锌 - 丁香油水门汀、咬合纸、藻酸盐印模材料、橡皮碗、调拌刀、石膏、托盘、分离剂、小棉球、一次性手术刀、单体及自凝牙托粉、三用枪、镊子、口镜、探针、器械盘、一次性无菌橡胶手套、一次性医用帽子、一次性无菌口罩等。

【方法和步骤】

1. 直接法

（1）在下颌后牙牙体预备前观察患牙的完整性，如患牙牙体有部分缺损可用黏蜡将待修复牙齿形态初步恢复。在 1/4 局部托盘上导入藻酸盐印模材料，取印模（图 13-1）。

（2）将印模多余及倒凹的部分去除，以确保印模可以在口内准确就位（图 13-2）。

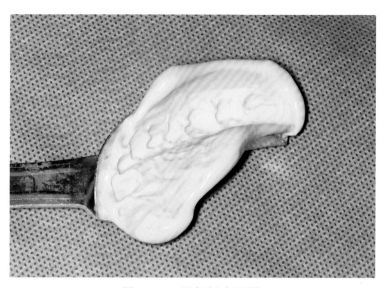

图 13-1　局部托盘取模

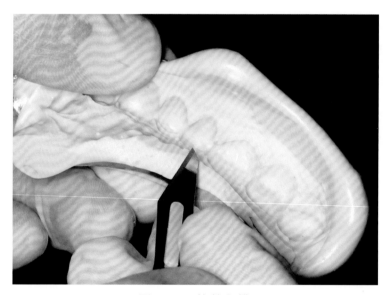

图 13-2　修整印模

（3）待牙体预备完成后开始暂时冠的制作。将一份足量的速凝基质材料和促凝剂挤到咬合板上,用水门汀调刀将速凝基质材料和促凝剂调和约 30 秒后,用调刀将混合好的材料从注射器后端装入（图 13-3）。

（4）将注射器尖端置入修复牙位,从牙尖位置向上注入材料,并让注射器尖端没入树脂材料中,以防止形成气泡,使树脂材料充满需要修复的牙位（图 13-4）。

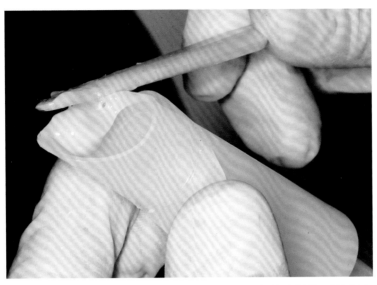

图 13-3　将速凝基质材料和促凝剂混合好并从注射器后端装入

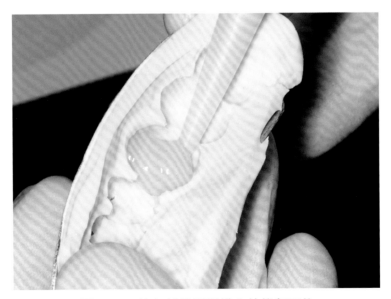

图 13-4　注入材料至印模上的修复牙位

（5）将装有树脂材料的印模重新进行口内就位，并保持按压状态，口内聚合时间约 2 分钟，检查印模边缘处树脂材料的硬度，取出印模，从口内或印模内取出暂时冠，并清除患者口内多余的树脂材料（图 13-5）。

（6）用直手机去除暂时冠边缘的多余材料（图 13-6）。

（7）调磨好暂时冠，将其戴回口内基牙上，调整咬合，抛光后，用临时粘接材料对暂时冠进行粘固（图 13-7）。

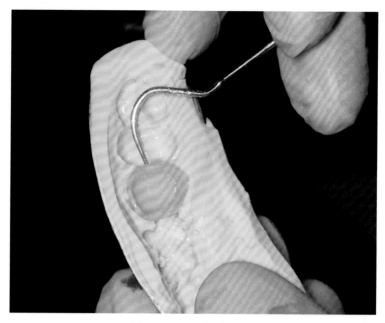

图 13-5　取出暂时冠

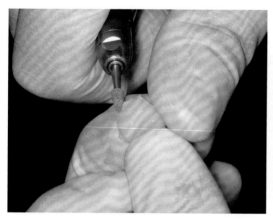

图 13-6　调磨暂时冠边缘的多余材料

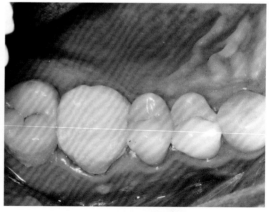

图 13-7　临时粘接暂时冠

2. 间接法

（1）上颌前牙牙体预备后，排龈取模，灌模后获得石膏模型。根据修复牙位的尺寸，选择一合适的成品树脂牙面（图 13-8，图 13-9）。

（2）使用直手机调磨成品牙面的盖嵴部和舌面，使之与预备牙体唇面空间贴合（图 13-10）。

（3）石膏模型上清洁预备基牙，涂布薄层的分离剂（图 13-11）。

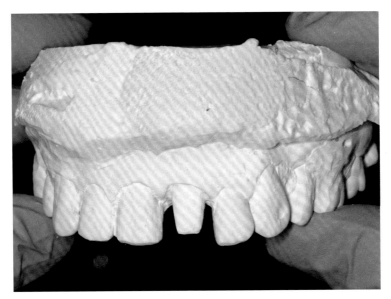

图 13-8　牙体预备后取模,灌模后获得石膏模型

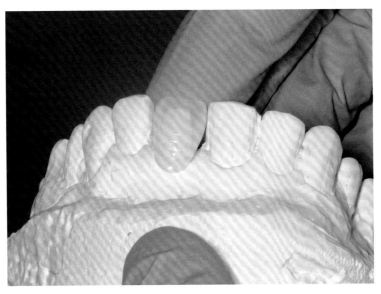

图 13-9　选择型号合适的成品牙面

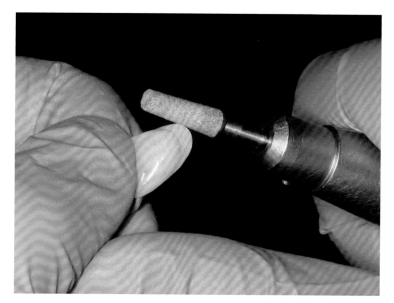

图 13-10　调磨成品牙面盖嵴部

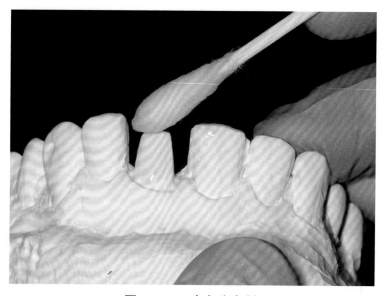

图 13-11　涂布分离剂

（4）取适量自凝牙托粉放入小瓷杯中，加入适量单体，调匀后待自凝材料至面团期（图 13-12）。取适量面团期的自凝材料置于预备基牙的唇面、腭面及邻面（图 13-13，图 13-14）。在成品牙面的盖嵴部和腭面涂布薄层自凝单体后，将牙面接触自凝材料并按压至正常的唇面位置，最后用蘸有单体的小棉球轻压腭面自凝材料，并用蜡刀修去多余自凝材料，进行初步塑形（图 13-15）。

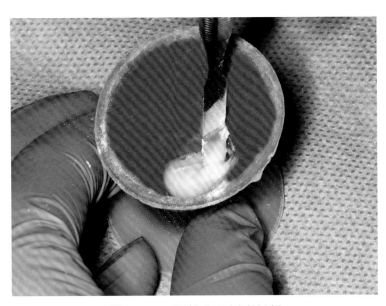

图 13-12　调拌自凝树脂材料

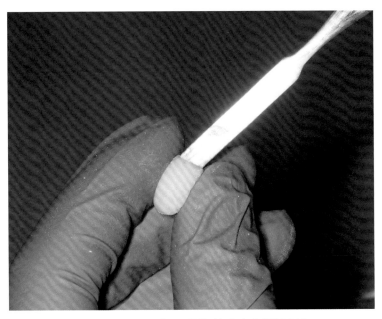

图 13-13　取出面团期的自凝树脂材料

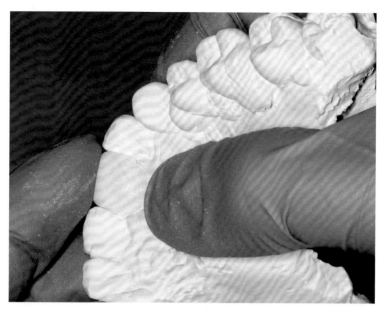

图 13-14　按压自凝材料至基牙处

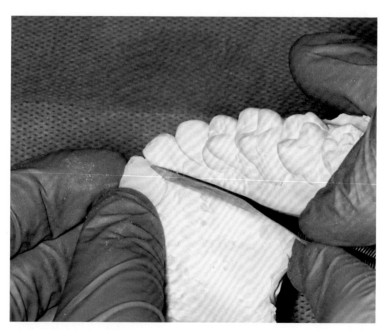

图 13-15　去除多余自凝材料

（5）待自凝材料完全固化后从石膏模型上取出，使用直手机去除暂时冠边缘多余材料，并对其进行初步修整（图 13-16）。

（6）将暂时冠在基牙上进行试戴，调磨合适后，戴回口内基牙上，进行咬合调整，抛光后，用临时粘接剂对暂时冠进行粘固（图 13-17）。

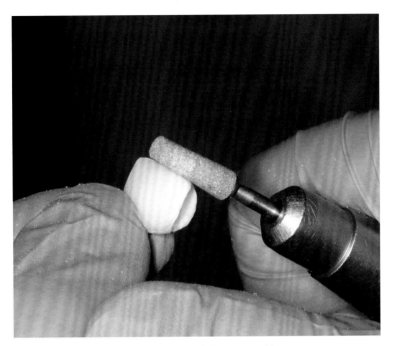

图 13-16　调磨暂时冠边缘

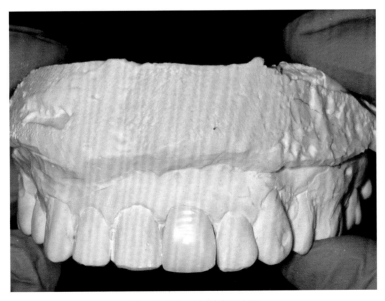

图 13-17　试戴暂时冠

【操作要点】

1. 直接法

（1）对修复基牙进行局部取模后，应修整印模多余部分并尝试戴回患者口内，确保印模可以在口内准确就位。

（2）将装有速凝材料的注射器尖端抵住牙尖位置向上注入材料，材料应足量，以防止暂时冠形成气泡或形态缺损。

（3）检查速凝材料的凝固硬度及情况时，不能以调和板上剩余的树脂材料作为聚合过程的指标，因为口内（体温和湿度）会比室温下的固化反应要快。

（4）修整暂时冠边缘时一定要保持支点稳固，只需去除边缘周围多余材料即可，不能磨除过多，以免破坏暂时冠的边缘。

2. 间接法

（1）根据基牙情况，选择合适的牙面并进行适当调磨。

（2）由于舌侧按压的自凝材料可能过多，则应对暂时冠的咬合进行仔细调整。

（陈俊宇）

实验十四　排龈实验

【目的和要求】

1. 掌握排龈的操作方法和注意事项。
2. 学会排龈线、排龈器等排龈工具的正确使用方法。

【实验内容】

1. 排龈相关工具的正确使用。
2. 排龈的操作方法。

【实验用品】

排龈器、不同型号排龈线（如 #000、#00、#0、#1、#2）、棉球、吸唾器、三用枪、局麻药物、止血剂、剪刀、镊子、口镜、探针、器械盘、一次性无菌橡胶手套、一次性医用帽子、一次性无菌口罩等。

下面介绍排龈相关工具：

（1）排龈器：也称排龈刀，按顶端形态可分为圆头、长头两类，按顶端有无齿纹可分为有齿和无齿两类（图 14-1）。精细的齿纹有利于防止排龈线滑脱和损伤龈附着。在进行排龈时可将排龈器两头翻转使用，便于排龈线的压入。

（2）排龈线

1）材质：目前最常用的排龈线材质为棉编织排龈线，双股搓捻排龈线及加了不同药剂（机械 - 化学排龈法）的排龈线。

2）所含药剂：主要分为两大类，一类是肾上腺素类，如消旋肾上腺素或盐酸去氧肾上腺素等；另一类是止血剂，如硫酸铝等。

3）分类：排龈线分为 #000、#00、#0、#1、#2 五种常见型号（图 14-2），直径从 0.3~1.2mm 依次增粗，其用途可见表 14-1。

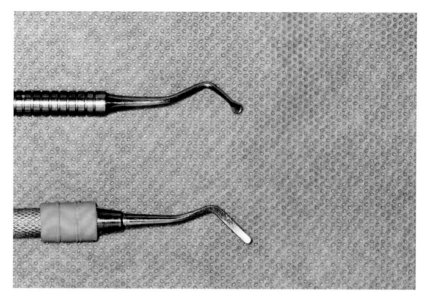

图 14-1　不同形态的排龈器

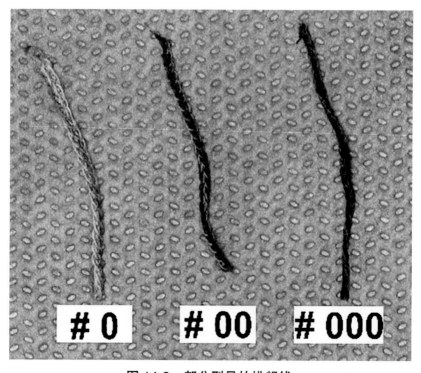

0　　　 # 00　　 # 000

图 14-2　部分型号的排龈线

表 14-1 不同型号排龈线的用途

型号	用途
#000	1. 用作"双线排龈技术"中的下层线 2. 用于前牙美学修复
#00	1. 用于前牙烤瓷冠、贴面的预备和粘接 2. 用于牙颈部充填修复过程中处理菲薄脆弱的牙龈组织 3. 含药时适用于牙龈组织的控制和备牙前、后的填塞放置 4. 偶可用作"双线排龈技术"中的下层线
#0	1. 功能类似 #00 2. 用作"双线排龈技术"中的上层线 3. 含药时适用于牙龈组织的控制和备牙前、后的填塞放置
#1	1. 用作"双线排龈技术"中的上层线 2. 用于前牙预备前放置,起保护作用 3. 含药时非常适用于牙龈组织的控制和备牙前、后的填塞放置
#2	1. 用作"双线排龈技术"中的上层线 2. 用于相对较厚,需使用较大力量的牙龈组织

（3）化学排龈剂:根据药物的化学组成不同,通常可分为两类。

1）缩龈药物:包括明矾、氯化铝和氯化锌等金属盐。它们主要起收缩牙龈的作用,同时也能帮助止血。

2）拟交感血管收缩剂:包括肾上腺素、四氢唑啉和羟甲唑啉等。

（4）止血剂:如硫酸铝和硫酸铝钾以及其他常用口腔器械。

【方法和步骤】

1. 单线排龈操作

（1）适应证:牙周组织健康,牙龈厚度适中,龈沟较浅者。

（2）操作步骤

1）术前观察,牙龈是否需要整塑。

2）放入排龈线前,用三用枪冲洗龈沟内的唾液与血液,以免湿龈线难以安放。保持操作区干燥,口内放置吸唾器,待排龈区段用棉球隔湿。

3）选择与龈沟相适应的排龈线型号,用无菌镊子自排龈线盒中取出略长于患者基牙周长的排龈线。

4）使排龈线弯曲后将部分围绕基牙,排龈刀与排龈方向成 45°,排龈刀尖端压紧排龈线沿牙齿壁慢慢下滑,先将排龈线的一端沿基牙近中或远中轻轻压入基牙与游离龈间,就位后按顺时针或逆时针顺序压入龈沟内,使牙龈向侧方及根尖向移动。注意排龈刀应向已排龈方向倾斜,防止脱位。排龈完成后,排龈线亦可留约 1~2mm 在外,其余线均压入龈沟,以便于取出(图 14-3)。

　　5)排龈后,应使排龈线与游离龈缘上端平齐、连续,两者清晰可见,注意龈线不能高于龈缘。

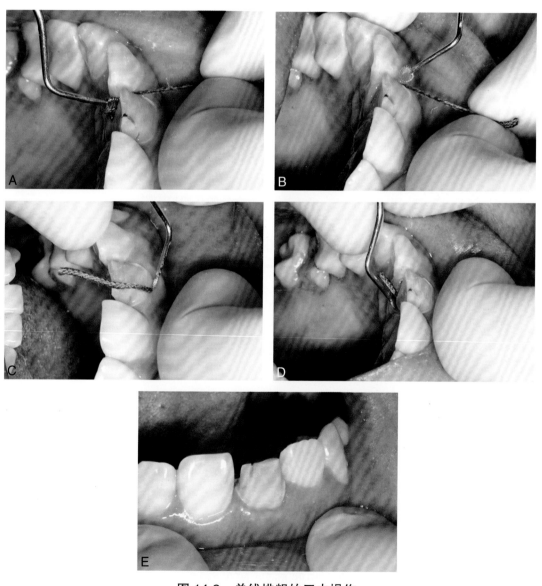

图 14-3　单线排龈的口内操作

A. 捏住排龈线围绕基牙　B. 龈线从基牙远中龈沟就位　C. 排龈刀向已排入区域倾斜并略倾向根方,防止龈线脱位　D. 去除龈乳头处多余龈线　E. 将龈线两端压至重合完成排龈

6）用探针轻柔地取出排龈线,检查排龈线是否完整,保证龈沟内没有纤维残留,再及时取模。

2. 双线排龈操作

（1）适应证:牙周状况较差易出血,牙龈较厚,龈沟较深者。

（2）操作步骤

1）重复单线排龈操作的第1）~第3）的步骤。

2）先压入一较细的排龈线（如 #000）至龈沟底,备牙完成后,再压入一较粗的排龈线（如 #0、#1）。待牙龈上部被撑开,取出粗排龈线后取印模。较细的排龈线暂时保留于龈沟内,待印模完成后立即取出（图14-4）。

3. 其他排龈操作

（1）化学排龈法:清洁、干燥待排龈区后,慢慢注射排龈膏至龈沟内,注射器尖端必须与牙齿颈部贴合,并与牙龈边缘形成一个封闭空间,针管长轴渐渐平行于牙长轴,绕龈沟注射一周。

（2）以粘接为目的的排龈

1）烤瓷或全瓷冠粘接:可使用 #000 或者 #00 排龈线置于龈沟内,粘接完成,去除多余粘接剂后,将其取出。

2）种植牙冠粘接:基台就位后排龈,排龈线一端须留在外,方便粘接后取出。

3）贴面粘接:贴面粘接时只需排开一侧牙龈,可选择连续性排龈。

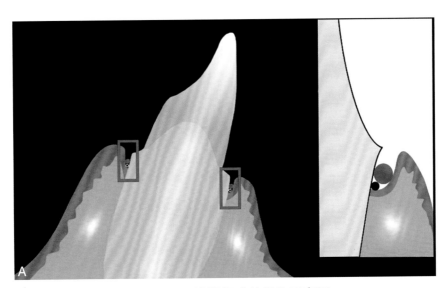

图 14-4　双线排龈法的操作示意图
A. 分别压入细、粗两根排龈线

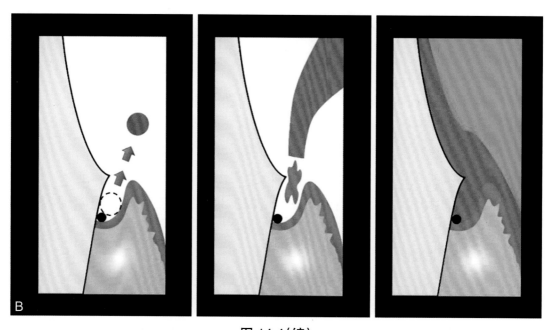

图 14-4（续）

B. 取出粗排龈线，将印模材料注入龈沟，取模

（3）以充填修复为目的的排龈：在进行牙颈部楔状缺损或龋坏的充填修复时可进行排龈，以充分暴露牙颈部。该方法具有预防悬突、保护龈缘、避免充填体脱落、防止继发龋的产生或充填不完善的优点。

【操作要点】

1. 排龈前注意要点

（1）有高血压、心脏病的患者所使用的排龈线不宜含有肾上腺素。

（2）术前观察若有牙龈增生、龈沟深度超过 2mm 以上者，可采用高频电刀行牙龈成形术，切除部分牙龈袋，使龈沟深度恢复正常。待局部牙龈恢复正常形态后，可使用排龈线排龈后取模。

（3）排龈前可以配合局麻药物，以减少排龈时的疼痛。

2. 排龈中注意要点

（1）排龈线压入龈沟的操作应轻柔，施力的方向不要直指龈沟底，以防撕裂结合上皮。

（2）若遇牙龈出血，可在排龈线就位后使用少许止血剂。

（3）排龈液一般呈酸性，时间过长会致使牙本质脱矿，导致牙本质敏感，故排龈时间不宜过长，控制在 5~10 分钟为宜，否则会对牙龈造成损伤。

3. 排龈后注意要点

（1）排龈线取出后马上取模,经排龈的牙龈一般在 30~45 秒内恢复原状。

（2）去除排龈线应在湿润状态下,防止排龈线与牙龈粘连而损伤牙龈,导致牙龈退缩。

（朱 舟 王 剑）

实验十五　比色

【目的和要求】

1. 初步掌握临床上记录患者口内牙的颜色并准确传递给技师的基本方法。
2. 了解颜色的基本知识、天然牙的颜色特征以及比色板、比色仪器的选择和使用。

【实验内容】

1. 比色前准备。
2. 常用比色板及其正确使用方法。
3. 常用比色仪及其正确使用方法。

【实验用品】

口腔一次性检查盘、比色板、比色仪、无菌手套、一次性医用口罩、一次性医用帽子等。

【方法和步骤】

1. 比色前准备

（1）诊室环境：光线充足，自然光最为理想，可以真实反映牙冠、牙龈和黏膜的色泽。自然光线不足时，应有辅助灯光模拟白色自然光条件或日光照射条件。四周的环境包括家具、物品等以灰色基调为好，不能有反光物或颜色鲜明的物品。在自然光线条件下进行比色，以上午 10 点至下午 3 点之间为佳，因其较少受大气层干扰，光谱最全。有条件的情况下，在标准光源下进行比色，然后在多种光源下进行综合评价，以避免同色异谱现象。选择亮度时环境光线不要过强，可半闭眼睛，这样可使视杆细胞活跃。

（2）着装：术者穿戴好工作服、帽子、口罩，注意衣领防护及着装整洁。去除或避免患者戴用影响比色的干扰物、饰品,如化妆品、鲜艳的衣物、闪亮的耳环、眼镜等。

(3)设备:准备比色板、比色仪,确保口腔综合治疗仪各项功能正常。对比色板稍稍湿润后再进行比色效果更好。

(4)体位:比色时医师的眼睛应与所比较的牙在同一水平位置,比色者位于患者与光源之间。

(5)牙的准备:比色前充分清洁天然牙,去除邻牙烟斑、茶垢等,必要时用橡皮杯抛光。对于牙面尚完整或部分完整的预备牙,最好选择在预备之前进行比色,以最大限度记录原预备牙的颜色和形态特征,并最大限度模拟天然牙的形态及色泽等。

2. 常用比色仪器及其正确使用方法　视觉比色是一个主观过程,比色的准确性和稳定性易受多种主观因素的影响。仪器比色在一定程度上可弥补视觉比色的不足,具有客观和定量的特点。随着技术的进步,比色仪器的优势逐渐显现出来,并且越来越多地应用于临床。

(1)根据测色原理不同,比色仪器主要分为色度计比色仪和分光光度计比色仪。

1)色度计比色仪:该比色仪可直接测量颜色的三刺激值,通过过滤可见光谱中的 3 个或 4 个区域的光来决定物体的颜色。其特点是测色效率高,具有较好的稳定性,但精确性往往不如分光光度计比色仪。

2)分光光度计比色仪:该比色仪可以捕捉物体反射、散射和透射光的光谱,这些数据经过处理后可转换为物体的颜色信息。

(2)根据一次测量牙面面积的大小不同,比色仪可被分为点测量型比色仪和全牙面测量型比色仪。

1)点测量型比色仪:该比色仪通常设计为接触式测量形式。由于牙表面不是理想平面,因此在测量时存在边缘丢失效应,可导致误差的产生。

2)全牙面测量型比色仪:该比色仪可以捕捉整个牙面反射和散射的光,不存在边缘丢失效应。其配套的软件,可以在后期对牙及修复体的颜色进行详细分析。此外,该仪器还能够拍摄牙图像,为技师提供直观的参考。

【操作要点】

1. 医师与技师之间首先应建立良好的交流关系。彼此对所应用的瓷粉、色彩学知识、比色方法以及比色注意事项等有深入了解,尽量减少信息交流产生的误差。

2. 比色的时机应适宜。首先,比色的医师应该避免身体疲劳,否则视觉敏锐度下降;其次,比色的时间应在就诊开始时进行,减少医师眼睛疲劳产生的影响;再次,比色时间要短,前 5 秒的第一印象很重要,以免视锥细胞疲劳,因为凝视时间越长,视锥细胞激活后越容易对被观察到的颜色进行补偿作用。比色时医师的眼睛可先注视蓝色背景,因为视锥细胞对蓝色疲劳会增强其对互补色黄色的敏感性。

3. 充分考虑各方面因素对牙齿颜色的影响。根据邻牙、对侧同名牙和对颌牙,以及牙体预备前需要修复的牙,进行分析,根据表面颜色特征比色,并且将患者的年龄、性别综合起来考虑,帮助患者得到颜色最协调和适的烤瓷牙;对于牙切缘、邻接面,透明度的影响也需加以考虑,用不同透明度的比色卡给患者比色来选择烤瓷牙颜色,有助于正确的比色。尽量采用分区比色,尤其是将牙分为 9 分区,而不是 3 分区,来进行各分区的比色。

4. 因为尖牙的饱和度较高,可采用尖牙作为选择色调的参照牙。

5. 如难以选到相似的牙色时,可选择最接近的低饱和度、高亮度的牙色。这样可以采用上色的方法来弥补。

6. 可使用排除法进行比色,逐渐排除与牙颜色不符的比色卡。

7. 在比色的同时,最好同期进行天然牙摄影,以作为辅助手段观察牙颜色、形态及表面特征等。

8. 比色结果应尊重患者意见。由于对颜色感知的差异和对美观概念理解的不同,比色时要征求患者的意见,最终的比色结果应该让患者接受。否则,即使是正确的比色结果,如果患者认为不理想,也是徒劳的。

（甘雪琦）

实验十六　后牙邻𬌗面嵌体的预备

【目的和要求】

1. 掌握后牙邻𬌗面嵌体预备的基本要求。
2. 熟悉后牙邻𬌗面嵌体预备工具的使用方法。
3. 掌握后牙邻𬌗面嵌体的预备方法及步骤。

【实验用品】

仿真人头模型系统、离体下颌第一磨牙石膏灌注模型、高速手机、金刚砂车针（一套）、检查盘、气枪等。

【方法和步骤】

1. **椅位调整**　调整仿真人头模型,使下颌𬌗平面基本与地面平行,高度约与操作者肘关节相平。操作者位于仿真人头模型右前方 6~9 点位置,以靠近下颌第一磨牙的邻牙作为支点。

2. **外形设计**　根据患牙的牙体缺损情况,了解缺损对邻牙和对颌牙有无影响,在去尽腐质的基础上,设计有足够固位形和抗力形的洞形,要求无倒凹,有洞缘斜面及辅助固位形。

3. **定点、定深**　要求𬌗面边缘设计位置能与牙尖交错𬌗接触点保持 1mm 的距离。用钨钢裂钻或金刚砂锥形车针从𬌗面缺损或龋坏最宽处形成 2mm 定深隧道。

4. **扩展洞形**　根据缺损的深度与缺损边缘的位置形成𬌗面部分的洞形,同时去除悬釉,颊舌向的扩展尽量保守,以保证颊舌壁的抗力形。洞形要求底平、壁直、点线角清楚。

5. **制备𬌗面鸠尾固位形**　在𬌗面洞形向邻面箱形的连接处形成从𬌗面观类似鸠尾外形的固位形。相对于𬌗面部分稍窄,或𬌗面中央处稍做扩展达到鸠尾形效果。

　　6. 邻面洞形预备　根据邻面缺损的宽度形成箱形，进入邻面的缺损预备时，注意不要伤及邻牙。箱形洞缘的龈壁和颊舌壁应在邻面接触区外，龈壁的宽度为 1mm。

　　7. 洞缘斜面的预备　在所有洞缘处制备 45°、宽度约 0.5~1mm 的短斜面，使最终的嵌体边缘外形连续准确而完整。

　　8. 橡皮障隔离　预备嵌体洞形，要求边缘不能位于牙尖交错咬合点上，内缘需圆滑，避免应力集中，深度缩减最小 1mm，并保留窝沟间宽度最小 1mm，殆面缩减最少 1mm（图 16-1）。

　　9. 制作完成瓷嵌体（图 16-2）。

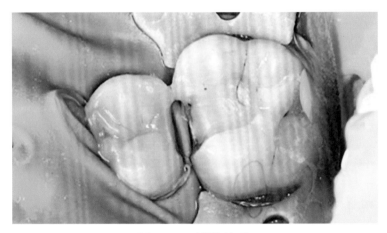

图 16-1　嵌体外形

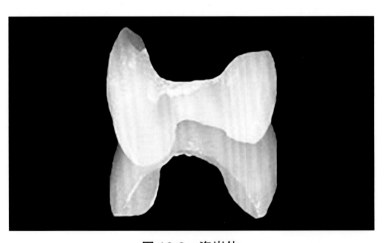

图 16-2　瓷嵌体

10. 嵌体戴入口内,粘接完成(图 16-3)。

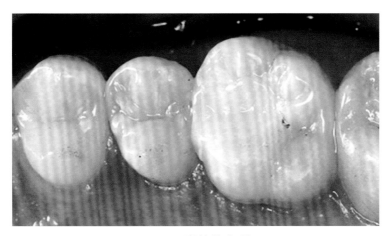

图 16-3　嵌体修复效果

（罗　锋　万乾炳）

实验十七　前牙贴面预备

【目的和要求】

1. 掌握前牙贴面预备的基本要求。
2. 熟悉前牙贴面预备工具的使用方法。
3. 掌握前牙贴面的预备方法及步骤。

【实验内容】

1. 前牙贴面预备的基本要求。
2. 前牙贴面的预备方法及步骤。

【实验用品】

仿真人头模型系统、离体上颌中切牙石膏灌注模型、高速手机、金刚砂车针（一套）、检查盘、气枪等。

【方法和步骤】

1. **椅位调整**　调整仿真人头模型，使其下颌与地面成 30°~45°。操作者位于仿真人头模型 12 点的位置，左手持口镜，右手握持手机，支点在右上颌尖牙及前磨牙区。

2. **外形设计**　根据患牙的牙体缺损情况，为了使贴面形成牢固粘接，并最大限度防止继发龋，保留牙体组织，牙体预备应尽可能止于牙釉质内，尽量少磨牙。同时基牙的磨切量要尽量保证贴面的厚度。

3. **边缘位置**　颈缘一般平龈或者龈缘以上，部分情况也可以放在龈下。邻面在邻接点的稍前方。

4. **定点、定深**　用 1mm 的球形金刚砂车针在牙釉质的切端、中央、颈部分别磨出 0.7mm、0.5mm 和 0.3mm 的三条引导沟或定深沟。

5. 用车针圆形末端进行制备,邻面和颈部肩台形成光滑的浅凹形外形。

6. **唇面的磨切**　以引导沟为基准,从颈部到切端分两段预备。注意从颈部到切端贴面逐渐增厚的形态要求。

7. **完成**　用细粒度的金刚砂车针修整牙面,研磨的同时去除一些薄、锐的部分,修整凹凸不平的部分。

下面通过病例演示前牙贴面的具体预备方法和步骤。

(1) 牙间隙过大,牙形态不良(图 17-1)。

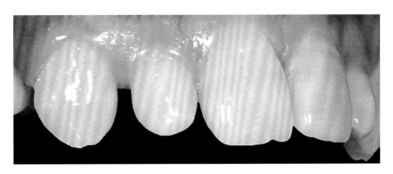

图 17-1　牙间隙过大,牙形态不良

(2) 预备定深沟,在牙釉质的切端、中央、颈部分别磨出 0.7mm、0.5mm 和 0.3mm 的三条引导沟或定深沟(图 17-2)。

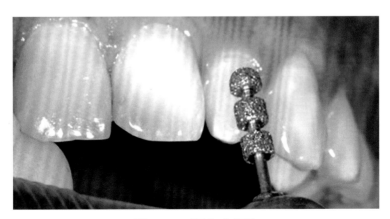

图 17-2　预备定深沟

(3) 以引导沟为基准,从颈部到切端分两段预备。注意从颈部到切端贴面逐渐增厚的形态要求(图 17-3)。

(4) 排龈、修整外形(图 17-4)。

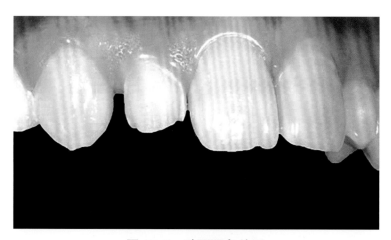

图 17-3　贴面预备外形

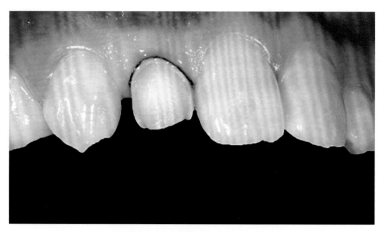

图 17-4　排龈、休整外形

（罗　锋）

实验十八　15、17 双端金 - 瓷固定桥牙体预备

【目的和要求】

1. 掌握后牙固定桥牙体预备的基本要求、步骤和方法。
2. 熟悉涡轮机的使用及口内操作时支点的选择。

【实验内容】

1. 确定固定桥基牙的共同就位道。
2. 按照共同就位道方向完成基牙牙体预备。

【实验用品】

16 缺失的修复模型、对颌模型、口镜、探针、检查盘、仿真人头模型、涡轮机、金刚砂车针、软蜡片、无菌手套、一次性医用口罩、一次性医用帽子等。

【方法和步骤】

1. **口内观察确定共同就位道**　观察 15、17 的排列位置和牙长轴的方向,确立的共同就位道方向应接近缺隙两侧基牙的牙长轴,以减少健康牙体组织的磨除量,同时,不可造成基牙在牙体预备中的穿髓(图 18-1)。

2. **𬌗面预备**　使用金刚砂车针在基牙𬌗面预备定深窝和定深沟,按照牙面的解剖形态均匀磨除 2.0~2.5mm,注意保持𬌗面的正常外形(图 18-2)。𬌗面预备完成后,使用对颌模型咬软蜡片,检查磨除空间是否足够、均匀。

3. **颊舌面预备**

(1) 使用金刚砂车针在基牙颊舌面预备定深沟,将颊舌面最大周径线降至全冠边缘,在瓷覆盖区均匀磨除 1.2~1.5mm,非瓷覆盖区磨除 0.5~0.7mm,颊舌面保持 2°~5° 聚合度(图 18-3)。

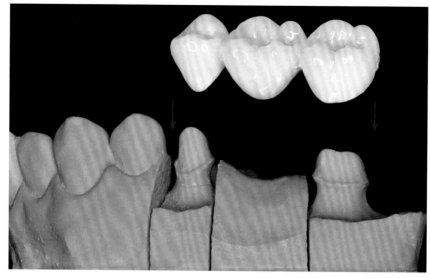

图 18-1 共同就位道的确定

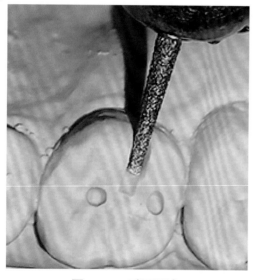

图 18-2 𬌗面预备

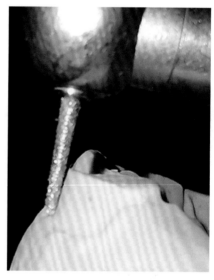

图 18-3 颊舌面预备

（2）从外形高点到𬌗缘均匀磨除 1.2~1.5mm，预备中注意顺应牙冠的解剖外形。注意上颌后牙舌尖的舌斜面应有足够的预备量，防止戴牙后形成𬌗干扰。

4. 邻面预备 先用柱形金刚砂车针在基牙轴面角处磨除足够间隙，以此预备的间隙为标志，换用细长的金刚砂车针颊舌向磨切（图 18-4），将冠边缘线降至颈缘，邻面预备量为 1.2~1.5mm。邻面方向应与共同就位道一致，保持 2°~5° 𬌗向聚合度。

5. 颈缘预备 预备平齐龈缘的肩台，注意保持肩台的连续、光滑（图 18-5）。

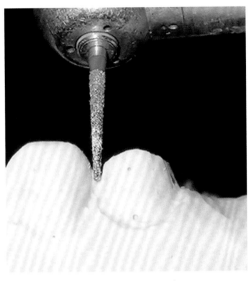

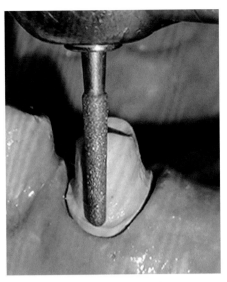

图 18-4　邻面预备　　　　　　　　图 18-5　颈缘预备

6. **轴面角预备**　磨除轴面预备后留下的尖锐线角,使各个面连成整体(图 18-6)。

7. **精修完成**　对预备后的桥基牙进行检查和精修(图 18-7)。

(1)在共同就位道方向是否存在尚未消除的倒凹。

(2)𬌗面在不同颌位上的预备量是否足够。

(3)轴面是否有合适的聚合度。

(4)肩台是否宽度均匀、连续平滑。

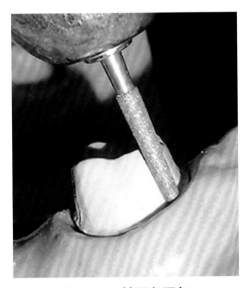

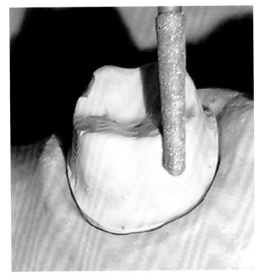

图 18-6　轴面角预备　　　　　　　图 18-7　精修完成

（5）面角、线角是否圆钝。

【注意事项】

1. 实际口内操作不同于仿真人头模型操作。在备牙前应对活髓牙行局部麻醉，防止基牙疼痛敏感；若预备龈下肩台，需在备牙前排龈，防止牙龈损伤；在备牙过程中需间断磨除，水雾冷却，防止基牙损伤。

2. 使用涡轮机时需找准稳定的力点和支点，在备牙过程中不断纠正调整车针的方向。后牙邻面的磨除往往无法在直视下完成，需使用口镜观察，调整预备的方向和深度。

（胥一尘　陈文川）

实验十九　桩核冠预备、蜡型制作及硅橡胶印模制取

【目的和要求】

1. 掌握桩核冠牙体及桩道预备的方法。

2. 掌握口内铸造桩核蜡型制作的方法（直接法）和应用于桩核取模的硅橡胶印模技术（间接法）。

【实验内容】

1. 完成牙体及根管桩道的预备。

2. 制作铸造桩核蜡型。

3. 使用硅橡胶间接印模技术制取模型。

【实验用品】

天然离体上颌中切牙（已完成根管治疗）、根尖 X 线片、金刚砂车针、长柄圆钻、长柄裂钻（或桩道针）、涡轮机、慢速手机、液体石蜡、酒精灯、气枪、大头针、铸道蜡条、滴蜡器、硅橡胶印模材料（轻体、重体）、硅橡胶注射器、印模桩、口镜、镊子、探针、器械盘、无菌手套、一次性医用口罩、一次性医用帽子等。

【方法和步骤】

1. 牙体及桩道的预备

（1）按照全冠的预备要求进行牙体预备,去除旧有充填体及龋坏牙体组织,去除薄壁弱尖并平整根面（图 19-1）。

（2）参照根尖 X 线片,了解根管的形态、粗细和充填情况,确定桩道预备深度并标记止动环。用烧热的探针探查根管口并去除冠部及根管口充填的牙胶,

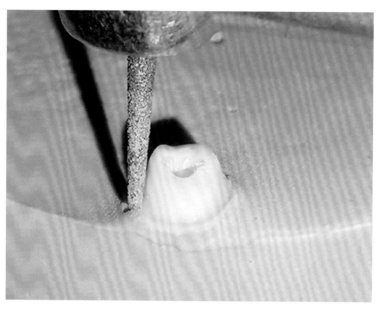

图 19-1　牙体预备

确定根管的走向。使用长柄圆钻扩大根管口后,用长柄裂钻(或桩道针)预备根管,注意进钻应顺应根管的走行方向,以提拉的方式去除牙胶,预备中注意观察是否有牙胶被带出,切忌使用暴力,避免根管侧穿。桩道的预备长度不超过根长的 2/3~3/4,保证根尖至少有 4mm 的牙胶封闭。在预备至桩道长度后,可逐级换用直径更大的修整钻预备根管,注意最终预备宽度不超过根径的 1/3。预备后的根管应平直、光滑、无倒凹、无台阶(图 19-2)。

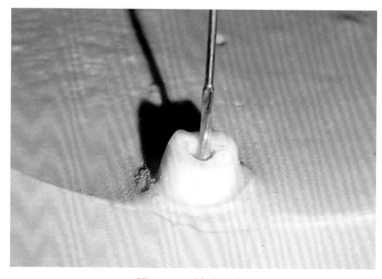

图 19-2　桩道预备

2. 铸造桩核蜡型的制作

（1）在根管内壁涂布薄层液体石蜡作为分离剂。在大头针根管内段横向磨切 3~5 条凹槽，增大与蜡型的结合力。

（2）将铸道蜡条在酒精灯上烤软，尖端形成锥状，插入根管内（图 19-3A），截断根管外多余的蜡条。将烧热的大头针插入根管内，轻微摇动，均匀地熔化根管内的蜡（图 19-3B）。

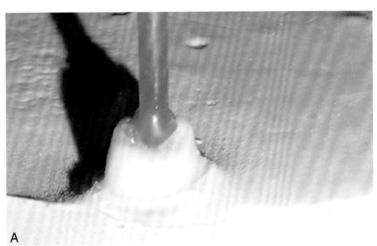

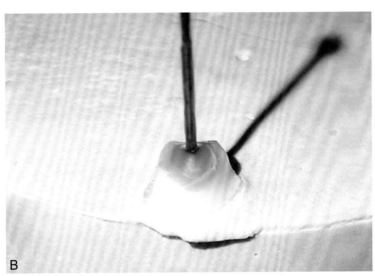

图 19-3　桩道蜡型的制作
A. 插入烤软的铸道蜡条　B. 插入烧热的大头针

（3）待蜡冷却后，将大头针和桩道蜡型一同取出，检查桩道蜡型是否完整（图 19-4A）。

（4）将取出的蜡型再次就位于根管内，使用滴蜡铸造法滴塑核的蜡型，注意核的蜡型应尽量与预备后的牙体外形相似（图 19-4B）。

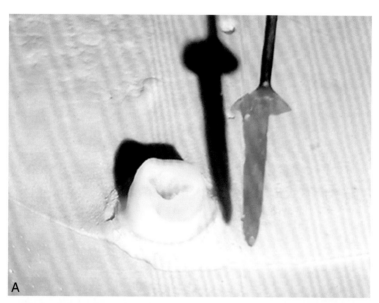

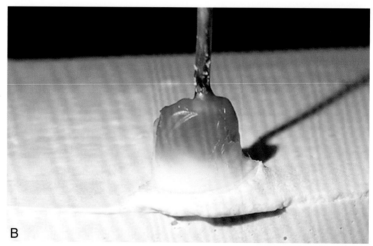

图 19-4　核的蜡型制作
A. 取出冷却后的大头针和桩道蜡型　B. 滴塑核的蜡型

（5）待蜡型再次冷却后取出，浸泡于水中，送技工室铸造。

3. 硅橡胶间接印模技术制取桩道模型

（1）将对应预备直径的印模桩（或大头针）插入根管内，检查印模桩的适合性和高度。以邻牙高度为标准,截去印模桩过长的部分,以免干扰取模。在印模桩上横向磨切 5~7 条凹槽(根管内段和根管外段均需制备),以增大与硅橡胶印模材料的结合力。

(2)将轻体硅橡胶印模材料注射入根管内(图 19-5A),插入印模桩,轻微提拉印模桩使硅橡胶印模材料与根管壁充分贴合(图 19-5B),随后立即在冠周围注射轻体硅橡胶印模材料,包被整个离体牙冠(图 19-5C)。

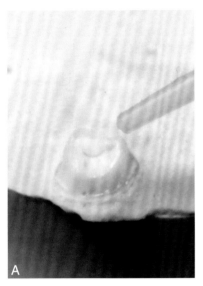
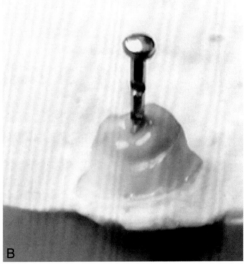
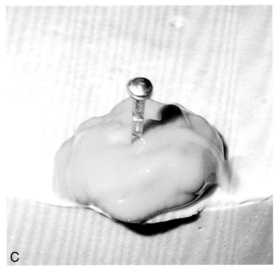

图 19-5　桩道印模的制取

A. 向预备后的桩道内注入轻体硅橡胶印模材料　B. 插入印模桩
C. 在冠周继续注射轻体硅橡胶印模材料

（3）用注有重体硅橡胶印模材料的托盘制取工作模（图 19-6A），待印模材料固化后取出。检查桩道印模是否完整（图 19-6B）。

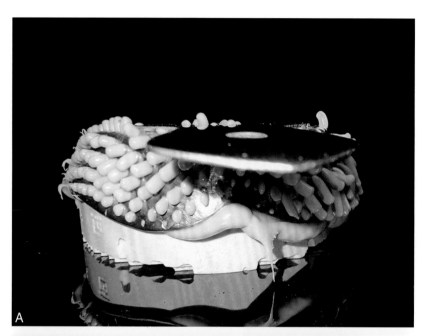

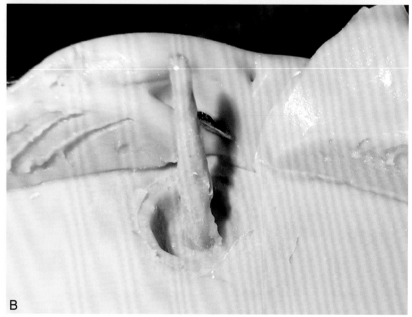

图 19-6　工作模型制取

A. 用注有重体硅橡胶印模材料的托盘取模　B. 取模后检查桩道印模是否完整

【注意事项】

1. 牙体预备应保留全部健康的牙体组织。桩道预备的形态应尽量与牙根外形一致。

2. 间接法制取桩道模型应注意硅橡胶印模材料的固化时间,避免印模材料在下一步操作前已经固化。

(胥一尘　陈文川)

实验二十　种植体植入技术

【目的和要求】

1. 初步掌握种植体植入位置的确定原则,种植手术的基本流程。
2. 熟悉种植体、种植机及种植工具盒的组成及使用。
3. 了解翻瓣与不翻瓣技术,改变错误的植入位置的方法。

【实验内容】

1. **结合幻灯片讲授**　种植体外科植入操作流程(种植体介绍、种植器械盒的组成、种植机的使用、种植体植入位置的基本规则、种植体植入流程、翻瓣与不翻瓣技术、种植常用缝合方法等)。

2. **观看录像**　种植体外科植入的具体操作流程。

3. **模型操作**　在仿真颌骨模型上植入一枚种植体(翻瓣、预备种植窝、植入种植体、严密缝合)。

【实验用品】

仿真颌骨模型、种植外科器械盒、种植工具盒、种植机、种植体、一次性刀片、缝线等。

【方法和步骤】

1. **器械准备**

(1)打开外科器械盒,清点器械,安装刀片,将需要的器械依次摆放整齐(图 20-1)。

(2)打开种植工具器械盒,清点器械(图 20-2)。

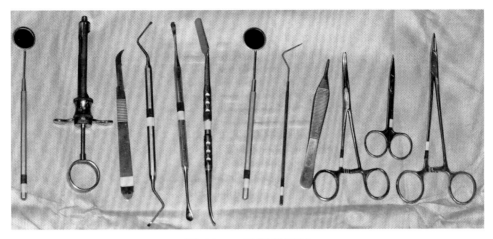

图 20-1　外科学器械

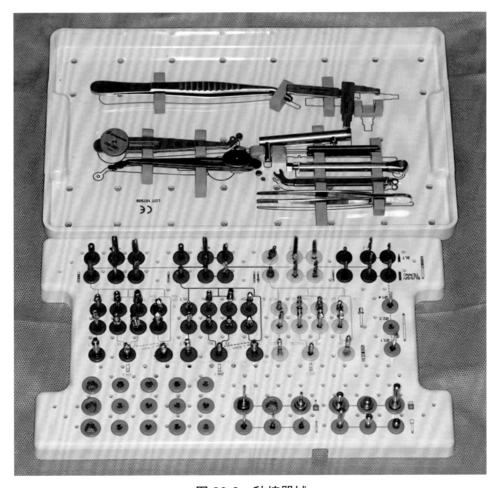

图 20-2　种植器械

（3）打开种植机，调试种植机，安装种植手机（图20-3）。

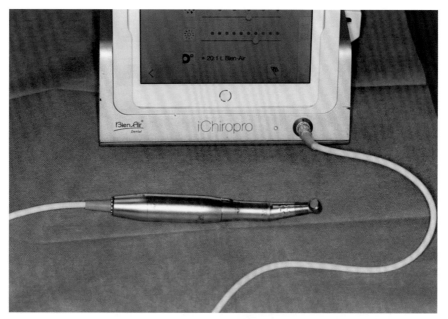

图 20-3 种植手机

（4）准备好仿真颌骨模型、缝线等其他术中使用器械。两人一组，准备开始手术。

2. **翻瓣** 沿缺牙区牙槽嵴顶做横行（"一"字形）切口，沿两侧邻牙做龈沟内切口。使用剥离子，翻开全厚黏膜瓣（人工牙龈），充分暴露缺牙区骨组织（图20-4）。

3. **种植窝洞预备** 由助手协助拨开黏膜，术者使用小球钻定位（图20-5），先锋钻钻孔至预定深度，使用导向杆检查第一钻的三维位置（图20-6）。然后逐级进行备洞至预定的直径及深度。根据提供的模型骨质密度及种植系统的特点，选择是否进行攻丝及颈部成形（图20-7）。

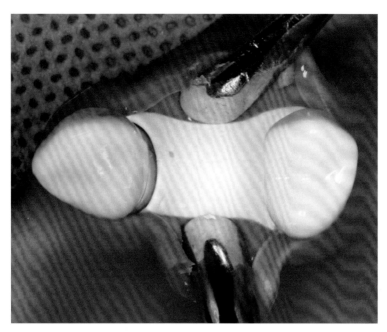

图 20-4　翻瓣暴露骨面

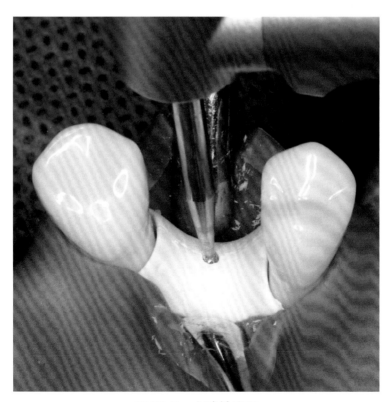

图 20-5　小球钻定位

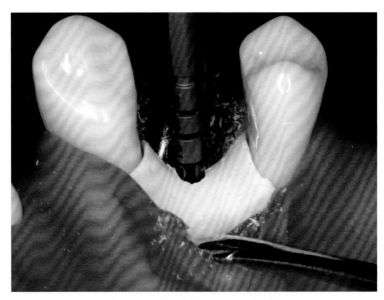

图 20-6　导向杆检查三维位置

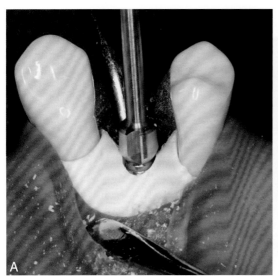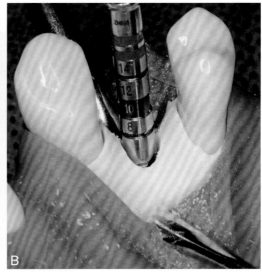

图 20-7　颈部成形与攻丝
A. 颈部成形　B. 攻丝

4. **种植体植入**　完成窝洞预备后,使用种植体携带器取出种植体,调整转速后于窝洞内植入种植体至预定深度(图 20-8)。

5. **缝合**　完成种植体植入后,旋入覆盖螺丝,严密缝合创口(图 20-9)。

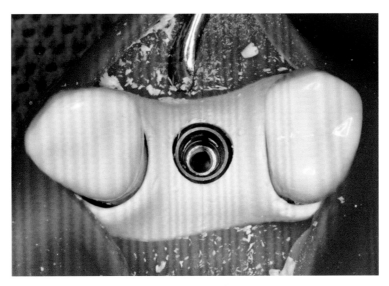

图 20-8　种植体植入

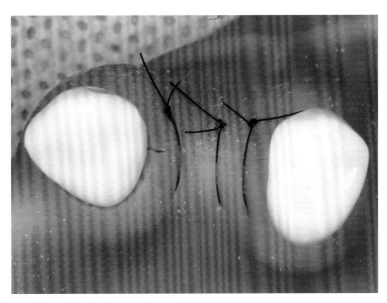

图 20-9　严密缝合

（张士文　袁　泉）

实验二十一　种植印模制取

【目的和要求】

1. 初步掌握临床上制取种植印模的目的和基本方法。
2. 熟悉开口印模和闭口印模的原理。
3. 了解种植印模制取前的准备及器械材料的正确使用方法。

【实验内容】

1. 准备种植印模所需的器械材料。
2. 开口和闭口取模的仿头模操作。

【实验用品】

准备种植印模所需的器械材料:①口腔检查器械盘;②相应种植系统螺丝刀;③开口式或闭口式取模桩,种植体代型;④一次性塑料托盘(图 21-1)。

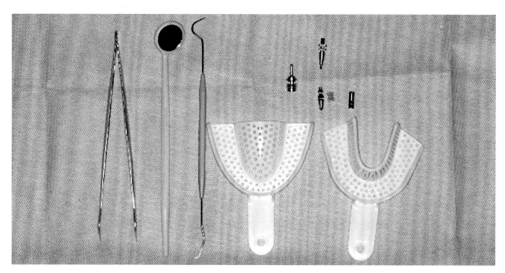

图 21-1　种植印模所需器械

【方法和步骤】

开口和闭口取模的仿头模操作:种植印模制取的目的是通过取模桩和种植体代型,将种植体在口内的位置转移至工作模型上,便于技师在口外制作修复体。

1. 开口式取模

(1)取下愈合帽,插入开口式取模桩并拧紧中央螺丝,在种植体对应的托盘位置开孔,托盘口内试戴就位后,取模桩螺丝头需从开孔处穿出。

(2)硅橡胶或聚醚橡胶材料注入托盘,同时用注射器将硅橡胶轻体或聚醚橡胶在口内注入取模桩周围,随后将托盘在口内就位,螺丝头从开孔处穿出(图21-2)。

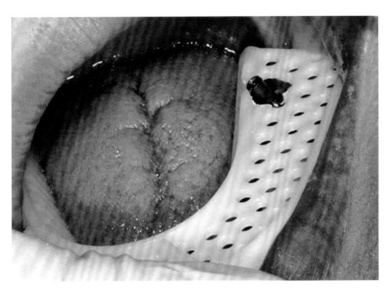

图 21-2 开口式取模桩中央螺丝需从托盘开口处穿出

(3)印模材料固化后,拧松取模桩中央螺丝,印模托盘从患者口内脱位,可见取模桩已嵌入印模材料(图21-3)。

(4)将植体代型与取模桩通过中央螺丝连接后,即可灌模。石膏模型凝固后,需将取模桩中央螺丝拧松,再取下印模托盘,即获得所需种植工作模型。

2. 闭口式取模

(1)取下愈合帽,插入闭口式取模桩并拧紧中央螺丝,闭口式取模托盘无需开孔,试好托盘后,将塑料帽在取模桩上就位(图21-4)。注意部分系统的闭口取模桩未设计塑料帽。

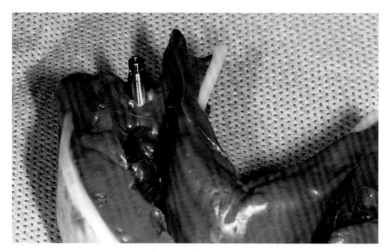

图 21-3　取模桩随印模托盘从患者口内取出

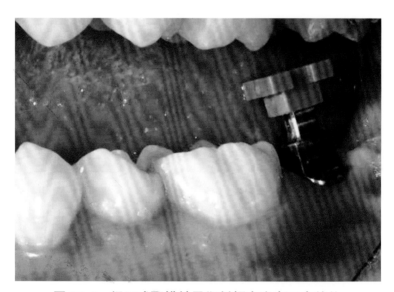

图 21-4　闭口式取模桩及塑料帽在患者口内就位

（2）硅橡胶或聚醚橡胶材料注入托盘,同时用注射器将硅橡胶轻体或聚醚橡胶在口内注入取模桩周围,随后将托盘在口内就位。

（3）印模材料固化后,印模托盘从口内脱位,可见塑料帽嵌入印模材料,取模桩留在患者口内,拧松取模桩中央螺丝,将取模桩从患者口内取出（图 21-5）。

（4）在口外将取模桩与植体代型连接好,再将取模桩与植体代型一起插入印模材料内相应位置（图 21-6）,确认取模桩就位无误后即可灌模。石膏模型凝固后,可直接取下印模托盘,此时取模桩位于模型上,拧松中央螺丝后移除取模桩,即获得所需种植工作模型。

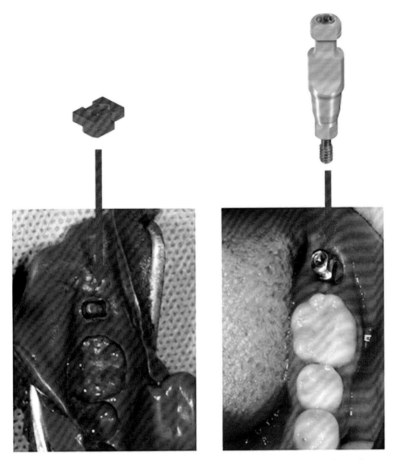

图 21-5　塑料帽随印模材料从口内取出,取模桩留在口内

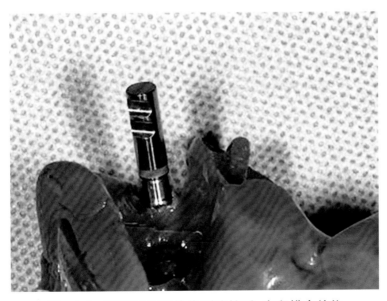

图 21-6　取模桩与植体代型连接后,在印模内就位

【操作要点】

1. 取模桩插入种植体后,要反复旋转检查确认其完全就位,再拧紧中央螺丝。若因软组织阻力无法确认是否就位,可拍摄 X 线片辅助判断。

2. 开口式印模桩的中央螺丝头需从托盘开口处穿出或在开口正下方,材料固化前务必从开口处找到螺丝头位置,便于材料固化后拧松中央螺丝。

3. 开口式取模托盘从患者口内脱位前,需反复检查确保中央螺丝已完全拧松,否则托盘脱位时可能损坏种植体内部螺纹。

4. 开口式取模完成后,在口外连接取模桩与植体代型时,需一手握紧植体代型,同时固定住托盘;另一手小心拧紧取模桩中央螺丝,防止取模桩在印模材料中转动或移位。

5. 闭口式取模完成后,在将取模桩和植体代型复位至印模材料内时,需反复检查方向,并确认其完全就位。

（张　亮　伍颖颖）

实验二十二　数字化印模

【目的和要求】

1. 初步掌握临床上口腔数字化印模的基本步骤和方法。
2. 了解数字化印模前的准备,以及数字化印模部件的正确使用方法。

【实验内容】

1. 口腔数字化印模前的准备。
2. 口腔数字化印模的操作步骤。
3. 口腔数字化印模后的处理。

【实验用品】

口腔综合治疗台,口腔检查盘,漱口杯,无菌手套,一次性医用口罩,一次性医用帽子,数字化扫描仪、扫描枪及扫描头,种植体配套扫描杆等。

【方法和步骤】

以 46 缺失后,行种植义齿修复为例。

(一) 口腔数字化印模前的准备

1. **诊室环境要求**　口腔数字化印模对诊室环境,尤其光线,有一定要求。

(1)光线:充足,自然光最佳,可反映牙体组织及软组织的真实色泽。若自然光不足时,需添加辅助灯光。

(2)其他要求:通风、安静、清洁。

2. **着装要求**　操作者穿戴好工作服、一次性医用帽子和口罩。注意着装整洁。

3. **调整椅位**　患者头部不前俯或后仰,张口时下颌𬌗平面与地平面接近平行。

4. 仪器及印模部件的准备 包括扫描仪、扫描头及扫描杆的准备。

（1）数字化扫描仪的准备（图 22-1）：开机，确认扫描仪各部分功能正常，按系统提示进行校准，并录入患者信息，选择牙位后在"修复体类型"处选择种植体，并录入相关信息。

附：天然牙的数字化印模，建立扫描订单的常见方式

1）普通一个单位修复：选择该牙位，按需选择牙冠、嵌体/高嵌体、贴面。

2）两个单位以上的连冠：连续牙位全部选中后，选择牙冠，"牙桥类型"处选择连接体。

3）多单位桥体：首先选择桥体牙位，类型选择"牙桥"，然后选择其余所有基牙单位，确认类型都为"牙冠"，"牙桥类型"选择连接体。

（2）安装扫描头至扫描枪，在开机模式下进行扫描头预热（图 22-2）。

（3）准备种植体配套的扫描杆。

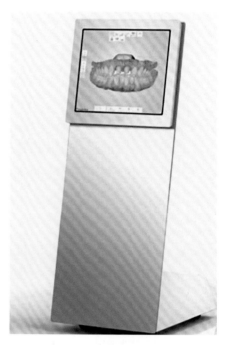

图 22-1 数字化扫描仪

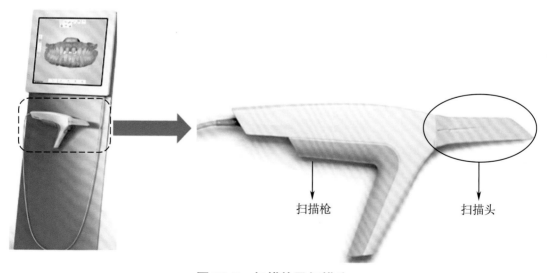

图 22-2 扫描枪及扫描头

5. 口内缺牙区的准备

（1）取下愈合基台：改刀旋出 46 牙位的愈合基台（图 22-3）。

（2）清洁穿龈区：冲洗牙龈袖口，轻轻吹干（图 22-4）。

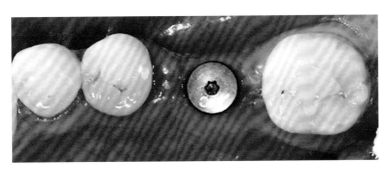

图 22-3　缺牙位点的愈合基台

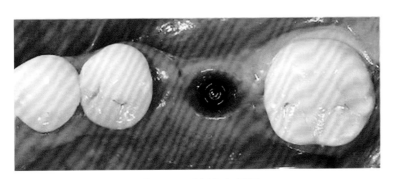

图 22-4　清洁穿龈区

（二）口腔数字化印模的操作步骤

1. 扫描工作颌（下颌）　在穿龈模式下扫描 46 牙位的穿龈区，以及下颌余留牙。

（1）扫描穿龈区及下颌余留牙：去除 46 牙位愈合基台，就位扫描杆后，立即扫描，防止袖口回弹（袖口有血时要轻轻吹干），将袖口各面扫描充分，同时扫描下颌余留牙，并在缺牙位点进行标记（图 22-5）。

（2）锁定穿龈区：为了避免已扫描的穿龈区轮廓受到袖口回弹的影响，此时可将穿龈区锁定（呈灰色），即使在之后的扫描过程中袖口回弹，也不会影响最终扫描效果（图 22-6）。

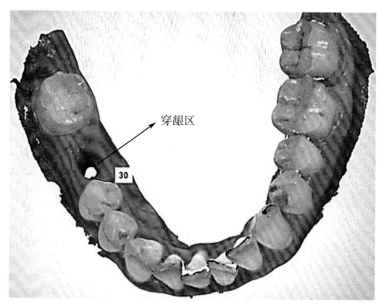

图 22-5　扫描工作颌并标记缺牙位点

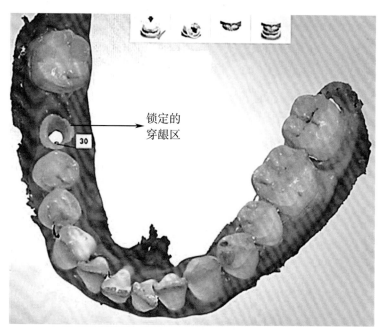

图 22-6　锁定穿龈区

2. 扫描扫描杆　目的是获取种植体轴向。

（1）就位扫描杆：先在口内插入扫描杆，有卡抱感后，改刀拧紧（图 22-7）。

（2）扫描扫描杆：将扫描杆顶部充分扫描，以正确指示种植体轴向（图 22-8）。

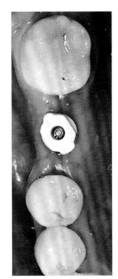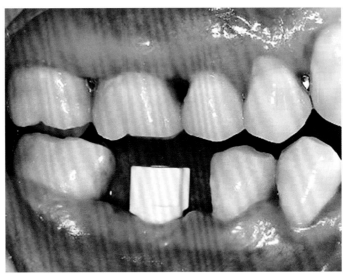

图 22-7　扫描杆在口内就位

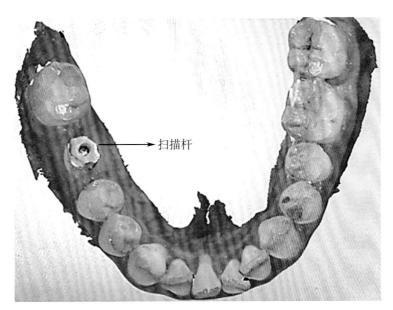

图 22-8　扫描扫描杆

3. **扫描对颌（上颌）**　扫描对颌牙的牙冠及软组织（图 22-9）。

4. **扫描咬合**　分别扫描两侧咬合情况，并自动对齐咬合（图 22-10）。

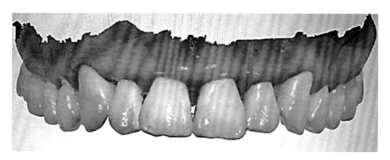

图 22-9　扫描对颌牙（上颌）

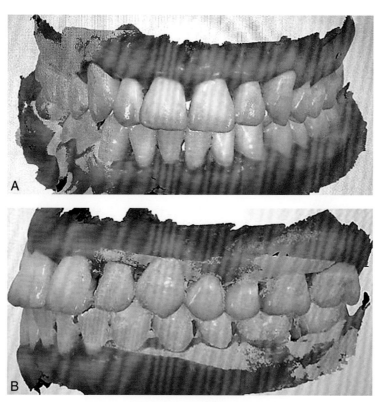

图 22-10　扫描咬合
A. 扫描右侧咬合情况　B. 扫描左侧咬合情况

附：对于天然牙的数字化印模，扫描顺序为：工作颌→对颌→咬合关系，注意确保工作区扫描数据的完整性。同时仔细检查就位的方向、角度，观察基牙上有无倒凹,确认边缘线、肩台是否清晰。

(三) 口腔数字化印模后的处理

1. 发送订单　选中文件,确认无误后发送至加工所。

2. 技工设计　在软件中匹配扫描杆,进一步连接种植体代型,获得种植体轴向后,完成牙冠设计(本部分内容在临床工作中主要由加工所配合完成)。

(1) 在软件中匹配扫描杆(图 22-11)。

(2) 在软件中,根据扫描杆的位置,获取种植体的轴向(图 22-12)。

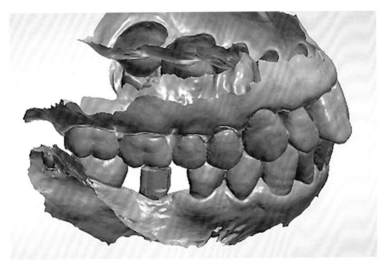

图 22-11　扫描杆匹配

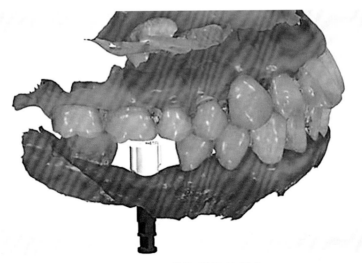

图 22-12　获取种植体轴向

（3）获取种植体轴向后，进一步根据穿龈轮廓，进行牙冠设计（图22-13）。

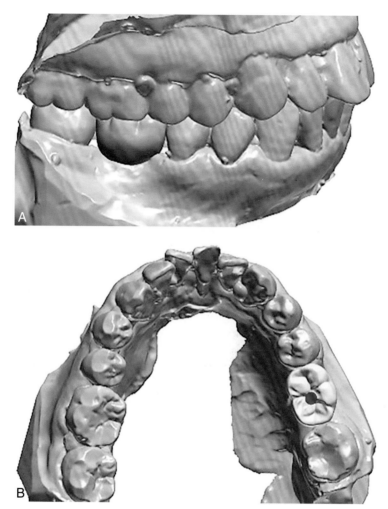

图 22-13　牙冠设计及最终效果图
A. 颊侧面观　B. 咬合面观

【操作要点】

1. **扫描顺序**　在进行牙列的扫描时，为了保证扫描效率，每个牙位扫描完咬合面后，需平稳过渡到该牙位的颊舌侧，之后再继续扫描。扫描完成后，检查扫描情况，可适当进行补充或修整。

2. **扫描速度**　不宜过快，同时须在保证扫描质量的前提下，尽可能减少三维图像的数量，以提高扫描数据的精度。

3. **扫描重点**　须充分扫描与制作终冠密切相关的邻牙邻接面，以及对颌牙的相关信息。

4. 应用于多颗牙的注意事项　数字化印模用于单颗牙时,精度较高,而对于连续多颗牙位点的数字化印模,其精度可能会受到角度、间距等因素的影响,操作时需要注意。

（向　琳　蔡潇潇）

参考文献

1. 赵铱民,陈吉华. 口腔修复学. 7 版. 北京:人民卫生出版社,2016.
2. 赵铱民. 口腔修复学. 8 版. 北京:人民卫生出版社,2020.
3. RIZWAN J,MUHAMMAD A A,ZOHAIB K. An overview of shade selection in clinical dentistry. Appl. Sci. 2022,12(14),6841.
4. FARHAD T,ELAHEH B,PARISA A,et al. Visual and digital tooth shade selection methods, related effective factors and conditions,and their accuracy and precision:a literature review. 2021,8(33),1084-1104.
5. MOHAMMED O A,MOHAMMED G S,MERIN M,et al. Shade selection in esthetic dentistry:a review. Cureus 14(3):e23331.doi:10.7759/cureus.23331.